JN085270

マクロビオティックの世界観　巻2

桜沢如一先生が21世紀に残したもの

斎藤武次　著

あうん社

マクロビオティックの世界観

巻2

はしがき

さて第1巻では「食養の祖」と言われる石塚左玄と「身土不二の原則」を打ち立てた西端学の足跡を概観し、桜沢に関しては戦前の活動について述べてきました。

しかし、フランスにおける十年、国内において先人二人が残した食養運動をさらにおし進めた二十年間の桜沢の道のりは、片時の休みもない苦難の連続でした。

しかも、十五年戦争とも言われた第一次、第二次世界大戦の背景の中で、彼がある時は救世主のごとく扱われ、ある時は犯罪者として数度にわたり監禁、留置、拷問されてきたことは、これまでの叙述の中で述べた通りです。

そして戦後の桜沢の活動は、いかにも強烈な革命家にふさわしい牢獄からの出発となって行きます。

彼は第二次世界大戦の一九四五年八月十五日の終戦の日も知らないまま、牢獄の中で八月十一日から二十三日までの十日余りの間にパンフレット『ナゼ日本は敗れたか』を執筆していました。（解放されたのは八月二十四日です。）

すべての日本人に猛省を迫るこのパンフレットを書かざるを得なかった詳しい動機については本文に譲りますが、いわば暗黒の重い扉が開かれた戦後の世情混迷の中で、桜沢の気持ちは一面「自由の政治の朝が来た」の歌に象徴されるように明るいものでした。

その足取りは「世界政府」運動への参加に始まって、日吉におけるＭＩ塾の立ち上げ、ＰＵ（無双原理）の指導原理「ル・コンパ」誌の創刊、そして「世界政府」新聞の発行、久司道夫（ミチオ）のアメリカへの送り出し等、国内の運動だけに止まらず、世界へ向かってのマクロビオティック運動の飛躍への原点を、すでにこの頃に見ることができます。

その後の紆余曲折ついては、この巻の後半に述べて行きます。

しかし、桜沢の真のネライが人間の有史以来誰もやらなかったコトをやるという一点に集約されていた事は、その後の彼の足取りが六十歳を機にインドへの旅立ちにあったという事実によって理解することができるでしょう。

ある書き物の中で、ふと桜沢はこんな呟きを洩らしています。

「石塚式食養療法と私の食養健全生活指導とは方向は似ていましょうが、理想は全くちがっています。いや、いつの間にか厄介な事を始めたものです。」

斎藤　武次

二〇二〇年　二月一日

もくじ

第一章

獄中で書かれた『ナゼ日本は敗れたか』

――獄中記四話、そして再逮捕

新潟刑務所の獄中でも牢名主となって
看守たちにさえ大きな感銘を与えた如一は
PU（無双原理）の体系を確信して言う。
「君たちに、私はもっと上げたいものをもっている。
永遠の食べ物、『自由』だ！平和だ！幸福だ！」
しかし出所後も危険人物として
敗戦後まで拘束されてしまいます。
その独房で『ナゼ日本は敗れたか』を書き上げます。

第一巻の9章では、新潟の刑務所から解放された桜沢が妙高の隠れ家に戻りクーデターを計画し、上京の途中甲府に寄って同志の森山シマ先生を助け出す工作をしているその夜、甲府署の警官によって又も逮捕された所までを述べました。

次の行動を語る前に、新潟刑務所内でのユニークな桜沢の生活ぶりを示す記録（昭和二十二年一月「コンパ」No.5号）があるので、その四話を先に紹介しておきましょう。長い文章なのでこれも一部紹介に止めます。また、解りにくい文章は筆者が若干手を入れたことを、お断りしておきます。

獄中でもPU（無双原理）の体系を確信――第一話

四月某日

四、五日？　今日は何日だろう？　多分五日か七日だろう、昨日は寒かった、夜フトンのない半島青年たちはさぞ困ったことだろう。しかし夜中からグット暖かくなった！　ありがたいこと（彼等のために）。今朝私は煤払いをやった、房が見違えるほどきれいになった。

すがすがしい朝風が入って来る。もう春だ、『ランゲ』を読むのが楽しい。この本がなかったら、私はどんなに苦しいだろう！　ここの食事一日に三椀のめし、タクアン六キレを耐え忍ぶ事は大して苦しいとは思わぬが、心の食物の欠乏は耐えられないことだ。三日前に頼んだ本がもうつくだろう。楽しい、ありがたい。私は何と云う幸せ者だろう！　私はもうここを去りたいとは、一寸とも思わない。

私は漸く随所作主を説く資格を獲得した。ここに来た当時トバクで入れられた人が数人いた。その中には女が二人いた。一人は四十歳位の女で、生後二か月の赤ん坊をつれていた。それがよく泣いた、実によく泣いた。オシメは二階の鉄柵に毎日ほしていた。今一人は、六十五、六の女ショウカチ（淋病感染症の俗称、筆者註）で困っていた。私はこの赤ん坊の為に食事を分けてやった。（中略）

今、ホ第一号房に又赤ちゃんが一人いる。これは少しも泣かない、オシメも一度もほさない。時々アドケナイ叫び声がもれて来る。何のために入れられたのか母なる人は三十歳位の男性的な女、今一人姉やが一緒に入っている、ヤミ（米などの闇商取引、筆者註）か思想犯か？　とにかく実に感心に絶えないほど、泣かない赤ちゃんだ。一体どんな育て方をしているのだろう、何というリッパな女だろう。（中略）とにかく私はぜひともこの女の育児法を聞くために訪ねて見たい、出てから！

四月七日

東京大空襲のラジオが聞えてくる。昼頃八十歳余りの老爺、何か差し入れに来る。彼の女の父ならん、農家らし、彼女の犯罪は？

今朝オヒゲさん、みそ汁をくれる。差し入れなし？

四月九日

二階中の空房、全部煤払いする。ＹＯに家を頼み、ＳＯ当地に来ることを高木君に頼む。何となく楽しい日、朝の大掃除で疲れたので目が見えなくなってきた。昼過ぎ、うとうととしているとお弁当がきた。早速頂き、また『ランゲ』を読む。二度目だが実に教えられる。楽しく、有り難く、読みゆく。三時半頃、少年巡査が呼び出しに来た。オヤと思って出て行くと、特高室に上谷氏が火を起こしている。勝谷氏も来る、主任も来る。一時間ばかり、調べ——心境を書けと言われて房に帰り、五枚ばかり認めて出す。うれしくて寝られず、ついに夜を明かす。

四月十日

呼び出しなし。坂上(前科三犯)、未決行きに決まる。よって小生今日より雑役夫となる。なかなか骨だ。薪割りをしていると、那須巡査が見かねてやってくれる。坂上、キセル(タバコを吸う用具、筆者註)を記念に置いて行く。その掃除の仕方(藁の穂を使う)を那須、鶴田両巡査から習う。明日より弁当入れる由(ＳＯ来たのか)。弁当一つ、御ホービに頂く。十五銭の日当、第一日の収入なり。四十七、八人に弁当を配る。一日三回。

四月十一日

大風雨、今朝はフシブシ痛し。新米の雑役夫！　二時間も寝た。

ＰＵ（無双原理）は、私の体系の完成である。デモクリストの原子説でも現代の電子論でも、原子と空間との二元論である。私はそれを統一した。私はもう全世界の統一を完成したわけだ。この上はホップスの如く▽（陰性）に九十二歳まで生きたら、素晴らしい成果を生きて眺めることも出来るのだ。

ルーズベルト急死（四月十四日）。一八八二年生まれ、六十三歳！何と惜しい。私はその生命の鍵を持っているのだ。何も慌てることはない。今後大いに▽にやろう。今日までは少々、いや大分△（陽性）過ぎた。『自由幸福・人生の目的』――健康第一条件――真生活がその基本――ＰＵ（正義・寛大・同情・自己起遊・一切を許す寛容）。

こんなかんたんな幸福の条件を発見した者は、実は何と言っていいかわからぬ幸福だ。この方程式なら万人に分からせる事が出来る筈だ。ここの人々にさえこれが分からせられないなら、私はだめだ。ここの人々を説服できたら、もう大丈夫、誰だって説服できよう。その試験に私はここに送られているのだ。

四月十七日

（わが体系）大体できた。坂上にＬたのむ。鶴田タバコをくれた。昨夕、特高、小生（桜沢のこと、筆者註）を呼び出す。横柄な態度に今井君『まるで奴隷扱いだ、これでは日本が亡びても仕方ない』と、こんな人でもこんな事を言う！

四月十九日

砂糖百匁、百五十円で買った人が入れられた。昨日から六十余りの女一人、二十歳位の女一人。昨年六か月間、ザビエール・ボンと言うフランス生まれのドイツ人、カトリック教の牧師がここにいた由。四十歳位高田の人、三条署から廻って来たと言う。思想問題であったと言う。――新潟にもカトリック教会があり、ドイツ人二、三人いる由。鶴田看守（五十八歳）、リッパな鬚で恐ろしい様に見えるが、親切な男、噛み方を教えたら一生懸命実行している。今朝は寒鮒の佃煮をくれた。又いい醤油をもってきて醤油番茶をくれた。三十年勤続の佐原（五十四歳）は、一番若く見える親切な男。始めから新聞を見せてくれた。（後略）

四月二十三日

昭和十四年来の東洋経済、エコノミストを数十冊読む。経済人にはわりに世界情勢に明るいのもいるが、文化人、指導的学者には大局の分からない人ばかり多い。世界に皇道を宣布することがこの戦争の目的だ、それだから聖戦と言うとか『その為最も根本的な日本世界観の確立が必要である』とか言う風なギロンばかりしている。一体世界観に『日本』をつけるのが間違っているし、世界観と言うものを抽象的な理論であるかの様に思っている人々ばかりである。

獄中のチリ紙通信？――第二話

牢の鉄網の細窓から、明けても暮れても私を呼ぶ青年たち、少年たち！　自由を求め、自由に憧れ、悲痛な、絶望の声を出す青年たち！　チリ紙に、鉛筆でその声を記録して弁当や茶を配ってやる私に、ソット渡す青年たち、お前達は『自由』を知らないで、幸福を探しているのだ！（昔インドで自分の頭がよくなったと思って狂気の様に走り回ったり、探し回ったと言う男は君達なんだ）

食物が足りないと言って悲鳴を上げる青年たち、私の弁当を与えられてよろこぶ青年たち、もっと、欲しいと言うのか、私は毎日私の食事を五十六人、また七人の朝鮮の少年と青年たち（この時期投獄されていた朝鮮の人たち一八名は、そのほとんどが新潟鉄工所の徴用工で、余り苛められるので逃げ出し、新潟の街を空き腹を抱えて行き先もなく歩いているところを捕まえられたもの）に分けてやって私は、ほとんど食べないでいる。

私はここの弁当と、差し入れ弁とを、みな君たちに分けて上げ、家から来る食事の二分の一、もしくは三分の一を看守たちに上げ、残りを夜中に頂くだけで生きている。それを君たちはよく知っている。それでも、もっと欲しいと言うのか。私は私の分を、すっかり君たちに上げている。それして出て行った人が時々持って来てくれるおにぎりや、看守たちから頂く食べ残しや、炒り豆で生きている。それも上げたいのだけれど、それはくれた人たちの前で頂かないと、具合が悪い。それも上げたい、もっと上げたい、スルメだって何人の人に上げたか分からない。

しかし、私はもっと上げたいものをもっている。それは一椀の飯や、一つのおむすびの様にすぐに無くなるものではナイ。それはいくら食べても食べきれないモノだ、それは永遠の食べ物、『自由』だ！　平和だ！　幸福だ！　それを君たちは見向きもしない、私はそれを君たちに貰ってもらい、それを君たちが喜んで、食うのを見るまでは牢名主を止められない。私が行ってしまったらタレが君たちにそれを上げるだろう！（後略）

牢名主として健康指導の日々——第二話

弁当を配りながら、一人々々に空きハラを治す法や病気を治す法を指導してやることは、大変な日々の楽しみだったし、また、みんなに感謝された。ひどい膀胱カタルや、痔瘻や、関節炎、胃病、腎臓病、心臓病等がみな旬日を出でずして治っていくのは、看守たちを感嘆させた。

最もおもしろかったのは、放り込まれてきたとき身体調べをやるのだが、鼻持ちならない悪臭につつまれた男がいた。モウレツナ蓄膿症であった。入ったその日から『その病気を治してあげるから』と承知させて、一滴の水も湯も与えなかったところ一、二日で悪臭がなくなり、七日位で臭覚が出てきて、快活な男になったことや、絶えず六神丸を用いていたお爺さんが、一か月位で若々しくなり、白髪がへり出し掃除の助手をやらしてくれ、と申し込んで来た程である。

やがて、私の食物治療の卓効が追々知れ渡ると、刑事たち巡査たちが、ゾクゾク私の指導を求めに来る様になった。私は最も美しい（東京の第一ホテルのような）独房をもらっていたが、そこへ来て、二時間も、三時間も食物療法の話をきく特高や刑事たちも追々できて来た。その中にはPUの講義を非番の日に、必ず聞きに来る巡査もできた。彼等の家族の治療を指導した。房に入れられている人々の病気ばかりでなく、その家族たちの病気さえ治療した。それは毎日釈放されて出て行く人々を利用して行ったのである。それらの人々は皆、出るときに、預かり品や金や時計を返してやり、今後の注意を一々与えるので、喜んでいる。

新しく入れられた人々はたとえ前科何犯の人々でも、いつ出してもらえるかが一刻も忘れられない問題であり、ナヤミであるので、私は新しく入って来た人をよく望診し、その罪を聞き、釈放される日を予言してやるので、それがまたよく適確に的中するのでみんなによろこばれた。出て行く人はみな出口まで送って行って、扉を開けてやる私に厚い礼を言う。ほとんどすべての人々が、私に何かお礼のしるしをする。お金をくれる人々が多かった。五十銭、一円から十円位まで、それでもバカにならない、三か月の間に百二十円位になった。始めて、前科二犯の荒くれた船乗りから『班長さん、ドウモ有り難う。これは少しばかしだが』と言って、十円出されたときは全く面食らった。私は生まれて初めて『心付け』をもらったのだ。牢の中から！　出てからタバコやお魚をワザワザ持ってきてくれる人は多かった。（後略）

青少年からの手紙――第四話

この他にも桜沢の獄中での活躍ぶりを示す、青少年から桜沢宛に送られてきたお礼、感謝の手紙が二十余通も紹介されています。長くなるので始めの４通ばかりを開いて、その反響の一端を想像してもらいましょう。

●１通目の手紙

何時も彼等は泣き、そして悲しみ、不平を言い、一時の歓喜を永く永遠にすべき術を知らない。つまり世の落第者は、一度は必ず此処へくる機会に恵まれているのだ。同じく此処で先生と起居を共にして、漸く自己の不自由さにどれだけ無力なものであるか、如何にして一時でも社会とや似た喜びが得られるか？　……彼等は初めて先生の存在に瞳をむけるだろう。そして先生が大きな愛と世のためわが身を捨てた人と知り、大きな刺激を与えられ、中には私の如き、先生の愛の魂に浴する意義あるべきこの煉獄の苦しみを変じて楽しみにすることを知らない。現に私その者がただただ先生に従い、その後に従えども十歩の速さに一歩にも及ばない幼稚さですもの、ただただ先生の持つ何物かに千分の一でも近いものを持ち得たら、それだけ幸せになれるものと信じております。おお、この留置所には絶望と自暴と悪と罪と不自由と飢えと寒さが、あるだけで

はないぞ、おい、皆よく聞け！ 我が先生のこの獄中にいることを？ ……。 八日 金田

●2通目の手紙

おちさん様 おちさん様が入れて下さったのを、おいしくたべました。そのお礼をわすれることができません。私が出たらそのお礼の手紙でもおくりますから、おちさんの住所と氏名をかいて下さい。終 新潟警察署 おちさん様 林 相浩より

●3通目の手紙

僕はやはり土へ帰って生涯を土と楽しみ、土と共に生きたいです。僕が生半可な現代の文化の美しさを垣間見たために、幸福への道を逡巡していたのです。たとえば都会の華美に酔って、田園の素朴な清純さを忘れてしまったこと、百パーセントのインテリもないくせに祖先伝来の土を守ることを忌み嫌ったこと、この如きは光なき絶望の生活に生きている自分に今日始めて悟り得た、大きな一つの救護です。もしもこの光なかりせば、僕はこの牢獄で自殺してしまうでしょうし、明らかに自殺行為です。僕の三十二歳の全生涯としてここから出所した日が、新しい出生の日と心に銘じております。空襲により皆焼け死んで僕一人のみ生き残った、それだけで充分意義があります。ましてここに於いて死の如き、獄の生活が生命は耐え得て生きて出所出来るなら、こんな大きな幸福への期待はもう二度と得られぬものです。ここを出ましたら直ぐに先生の農場に

行きます。それからが再出発への準備です。それから描きたいときには美しい女を描き、麦畑で描いて農民画家ミレーでもしのびます。

●4通目の手紙

謹啓　月日の流れは水の如くにして、桜沢さんも毎日不自由の事でしょう。自分は朝鮮の全南道から新潟の徴用工として参りまして、過ちにふれ間違った考えから、今日の様な粗末な者となりました。一回も対面したこともない父母の様な貴方様に毎日こういう風に面倒を見て下さいまして、何ともお申し上げの言葉がありません。叔父様も修養期間が長いようですね。自分は今日で五十二日目となります。何時出されるかわかりませんが、故郷の両親より自分を可愛がって下さいまして、誠にお礼の申し様がありません。叔父さんの住所をはっきり書いてよこして下さい。署から出れば必ず叔父様に一通でも差し上げ致します。字はまずいです。誰が小生を考えてくれましょうか。ご両親の様な叔父様を考えて見ますれば、目から涙が止みません。

出所後の再逮捕、独房で書きあげた「パンフレット」

新潟刑務所から六月初めに無事出所した桜沢は、先にも述べた通り、七月三日にまたも危険人物として甲府警察署によって逮捕されました。そしてその翌日、「××刑務所へ移送され（八が岳の麓、長坂警察の独房。筆者註)」、ついに敗戦後の八月二十四日まで拘束されます。

獄中の過酷な状況下で彼が渾身の力を振り絞って書いたのが、次に紹介する『ナゼ日本は敗れたか』という題名の本です。

桜沢はこの本のことを「パンフレット」と言っていますが、それはともかく、昭和二十年八月十五日（終戦の日）の直前、八月十一日から、「独房の中で全くシャバの情勢を知らずに」、「××省調査官の依頼によって」書き上げたものと、その「はしがき」の中に記しています。そして「八月二十三日に釈放されてから最初の一編⑴を書き足し、⑵前編の後半の字句を数か所改めた」ために、「いくらか文の構成に矛盾があります」との断り書きもあります。（この日付については全編「はしがき」（2頁）によって記しましたが、但し本文始めの所（3頁）では十二日となっています。桜沢の記憶違いか、あるいはミスプリか分かりませんが？　筆者）

何はともあれ、彼が獄中で忍び寄る敗戦を予感しながら書き上げたこれだけの内容の濃い書き物を、単なる古書の一冊として我われが資料室の中に並べておくだけでは、あまりにも忍び難いものを感じます。

この叙述の中で、かなり重なる部分もありますが、それは再確認の意味と考えて、読んで行くことにしましょう。

『ナゼ日本は敗れたか』

私は大正末期から『日本新聞』に拠り、若宮卯之助一党と共に欧米思想排撃の急先鋒に起った。当時世は上から下まで浅薄な欧米崇拝の時代であった。政治は申すも更なり、教育も、経済も、農業も、軍備も一切は欧米模倣時代で、つまり思想も、技術も一切無批判輸入請売専門時代であった。私共は『変人』、『一部少数の頑迷の日本主義者』と片付けられていた。

昭和の初め私は（それまでに五、七年欧米各地で生活した経験から）遂に日本が近き将来に於いて『白色人種を敵として（戦わねばならぬ理由）』の必然がある事を予見し、それを絶対に避けねばならぬこと、やれば武力戦では三つの理由から失敗すること、故に極力これを思想戦に誘導し、孫子の所謂『勝って後戦う』兵法を取るべきことを極説した。反響は殆ど皆無であった。そこで私は遂に意を決し、昭和四年早々、単身、背水の陣でシベリヤ経由、欧州に乗り込んだ。つまり孤立無援、ペン一本で来るべき日本対世界戦争を武力戦に爆発させずに思想戦に誘導し、思想的に白色人種の世界征服を転覆せしめる為であった。

照和六年、帰朝、滞欧中、参謀本部や軍令部で又、以上の如き主張を力説した。それが私の帰欧後出版され、多大の反響があり、出版者は数万部の売上げに驚いた。けれども私の驚いたのは、最高指揮者階級に理解者が少なくその対策（思想戦）に気を止める人が一人もないことだった。

その後毎年帰朝する度に私は来るべき日本の運命を力説し、その対策としての思想戦に同志を得るため、要路の人々や、憂国の志士を訪ね走り廻った。一切は無駄だった。

照和十一年帰朝したとき、私はいよいよ迫りくる国難の予感に悲憤抑え難く『白色人種を敵として』の第三十六版を世に出した。けれども上下を挙げてまだ欧米崇拝時代から脱しきれず、漸く口先でこそ『日本科学』の樹立とか『日本的文化』とか言い出したものは、大学で教えるものの一から十まで、一切欧米輸入の文化思想、技術に関することばかりと言う有様。

私は昭和に入ってからの数年間の欧州に於ける思想家としての生活を通じて独立、無援、全世界対日本の苛烈な武力戦を食い止め、あくまで思想戦に転向せしめるために闘い、且つ、昭和十年末にはいよいよその成功の自信が十二分に出来てはいたが、何分にも余りに内地人一般の、又指導者階級全般の、無自覚、無反省、無洞察なその日暮らし的心理状態に戦慄を覚え、『白色人種を敵として』の第三十八版を訂正、追加し『日本を亡ぼすものは誰だ』と改題して刊行した。けだし、指導者階級の人々に最も悲痛な自己批判を要請するためであった。昭和十二年のことである。此の書は年々版を重ねたが昭和十八年に

『ナゼ日本は敗れたか　ー新しき国家発生の原理』　1946年出版

突如として、削除命令が来て、数頁削除された。昭和十九年六月更に本書は頒布禁止令を受け、在庫品と紙型は一切没収された。出版後正に十三年目の頒布禁止である……。私の痛烈な自己批判は悪罵――反戦――反戦――反政府的と見られたのである。その上昭和十五年頃から私の国際情勢に関する予言が多くなり、一々それが実現し、事実となり、或は欧州に於いて或は東洋に於いて、思わざる新事態が展開し、遂に大東亜戦となり、其の戦局見透かしに対する私の予言は十八年始めよりいよいよ的確に命中し、敗戦の色が有眼の士には明瞭になると共に、私に対する特高課の疑いの眼が尖り出した。私は昭和十九年七月七日サイパン陥落をもって、大東亜戦争の決定的段階と見たのであるが、それは今や正確に事実が証明した。

遂に私の二十年前の予言が実現した。日本は敗れた。

（『ナゼ日本は敗れたか』後編　はしがき　53～55頁より引用）

そしてこの後編と前篇に於いて、桜沢は敗戦の原因につき二度、三度と詳細に論じているのですが、比較的解りやすい前篇の中ほどの一文を写してみましょう。

国民よ、真の敗戦の原因をハッキリ認識せよ。それは次の如きものである。今一度繰り返して示そう。

(1)　日本人は千数百年来の武力政治と、それに続く官僚（サーベル）政治のため、完全に去勢され委縮し、ドレイになっていたこと（言論の自由や出版の自由が完全に封じられていたこと。五か条の御誓文はこの点の改革を突かれたのであるが、サーベル政治は完全にこれを蹂躙して来た）。

(2)　言論の自由、出版の自由が完全に否定された為に国民の思想は低下した。そして御用学者のみが栄えた。御用学者は政府や支配階級がお気にいる様なこと――御国の政治、風土までの極端な礼讃と服従の精神――ばかりを強調した。このドレイ政治は徳川時代に入ってその黄金時代を出現した『人の一生は重き荷をおいて遠き旅を行く如し、不自由を常と思え……』と言った風な思想が世を風靡したのである。その普及と浸透にあずかって大いに力になったのが、仏教の無常の思想である。かくて日本人の有名な島国根性ができ上がったのである。以上の如き国民教育が、国民の精神的萎縮、道義心の頽廃を招き、個人主義、利己主義を徹底的に伸ばしたのである。

(3)　さらにこのサーベル政治、そのための国民のドレイ化、極端な利己主義等と言う形式で国民の精神を完全に殺してしまったのであるが、二十世紀に入るや、遂に精神のみでなく、十九世紀に終わってしまった欧米科学思想、物質万能思想、人間機械論等の幼稚な、過渡的な、反動的な思想を取り入れるや国民の肉体、実生活全体を完全に害毒することになったのである。その急先鋒が医学、栄養学である。明治十七年、石黒某なる昔の頑迷なる欧米崇拝思想のために、在来の日本医学は一片の法令のために抹殺され、西洋医学がこれに代わって官許医学となった。この官許医学は、その対症的魔術のマヤカシをもって無知なるドレイ国民、利己主義者を完全に捕虜とし、迷信せしめ、全ての国民活殺を自由にする権利を確保することに成功したのである。西洋医学は対症療法であって、単に症候を一時的に消失せしめたり、糊塗したりする力よりもっていない。（中略）

この医学に拍車をかけ、この医学の害毒性を数倍数十倍にし、徹底せしめたのが栄養学である。医学が単に病人のみを相手にしたのに反し、この栄養学は全国民を相手にしたので、その惨禍は全般的になったのである。つまり医学によって弱められた国民の肉体に、栄養学はトドメをさしたのである。この点についても、すでに私は過去三十年間に数十種の、百万を突破する著書を出版して国民に訴えてきたのであるから、ここには詳しく論じない。（中略）

かくて、私は結論する――。

『敗戦の遠因は、暗愚卑劣なる教育渡世者を手先として、国民の精神をドレイ化した武力政治、官僚サーベル政治であり、近因は国民の肉体を弱劣ならしめた医学、栄養学である。』

これが敗戦の二大原因だ。この二大原因が実は『実生活指導原理の忘却』と言う真因から来るのだ。この敗戦の真の原因を理解し、体得した者のみが、その原因を除去することができるのだ。そしてその真因を除去することによってのみ、新しき国家は完全に成長するのだ。

――（中略）――

敗戦国では、反動的に在来の日本の精神第一主義が没落して科学教育が尊重されるであろうが、それはやがて又、精神作興の反動を招くことになり、いつまでも動揺が免れず、不安が国民生活全体を包んでしまうのである。その無駄な同様、長年月の動揺を未然に防ぐものは、この無双原理より他に絶対に何物もない事を私は断言してはばからない。欧米に於いても宗教と科学、思想と技術、唯物論と唯心論、生命論と機械論等々の対立相剋が長い間つづいて、また、いつ止むとも見えないのであるが、もし敗戦国日本が、この原理によって『新しき国家』を発展せしめることに成功するならば、それはやがて、世界全人類の最高文化建設に最大の貢献をすることにもなり、又、ＰＵによる世界秩序転換と言う大事業を完成し敗戦の恥辱をそそぐことにもなる。しかし、欧米人が日本人よりも早く、日本人が科学の技術の模倣追従に没頭している間に、早くＰＵを採用し実用するならば、永遠に日本は再起する機会を失うであろう。（後略）

そして次に、桜沢は「敗戦処理の問題」に言及、直ちに米英ソ支から要求されるであろう「敗戦責任者の刑の決定とその執行について」というデリケートな問題に関しても、日本側からの意見具申として具体的に⑩項目を提示し、その中で③項目だけの制裁を取り上げています。

さらに国家再生のため「健康と幸福」を第一とした教育、政治、宗教、厚生、文化、保安、農業、そして財政等の幅広い問題にわたって、これまた具体的な施策を提案しています。その詳細は「後編」の

三、「新しき国民生活はいかに編成すべきか」と言う文中の「⑦食糧と健康」(89頁)の箇所で論じられているので、次の章に於いてはさらにその要点を紹介しましょう。

なお、このパンフレット(桜沢の表現)は、後日、川口トシ子女史によってマッカーサー元帥のいるGHQへ、一〇冊程届けられたと言われています。

閑話休題4

『生まれ日の意義』について

「君はイツ生まれました? ……年……月……日。

どんな顔をしていましたか? さあ? ……その三百日前、君はドコにいましたか? さあ?」このような問答形式で始まる『生れるまでの君の伝記』(一九五四年=昭和二十九年一月「コンパ」No.81号に初出。なお一九六八年十一月には「コンパ文庫コレクションとして日本CIから出版された『千三百年前の一自由人』の中にも、収録されています)と言う小論が、桜沢によって書かれたのは一九五三年末彼がインドへ旅立って間もなくの、船が香港に着こうとしている船上ででした。

例の如く、ギルバード夫人の『Biography of The Unborn』という人間の発生学に関する、当時とすれば最新の情報をベースにPU的解説を加えたもので、とくに（妊娠前の）若い女性にとっては絶対に読んで頂きたいマストブックの一つです。PUの大きな特色の一つである発生学的なモノの見方を学ぶ上では、もちろん男子PU学徒にとっても格好の書であることに間違いありません。

ただ、半世紀以上も前の書き物ですから、現代の知見からすれば大雑把なものかも知れません。しかし、当時とすればまったく新しいモノサシでの解釈であり、視点の先見性は大いにPU学徒の参考になったものです。少なくとも筆者は、これまでそんな風に捉えて来ました。

また、同じく桜沢によってこれより十年程前に書かれた『自由と平和の原理』（一九四九年七月コンパ出版社版）と言う本の中の「第一部　ノースロップ⑬　現代思想のパノラマとヒハン」の項（同書、168～169頁）には、左のような生まれ月（日）に関する例が披露されています。

「――おもしろいコトがる。ここに上げた十三人のうち、十一人までの生れ月をしらべて見ると、次のようになっている。

ウエルズ、ジーンス、シンクレヤ　九月生　（三人）

ナンゼン、デューイ　十月生（二人）
ホールデイン　十一月生（一人）
ウェッブ　一月生（一人）
リンドバーグ、キース　二月生（二人）
アインシュタイン、ミリカン　三月生（二人）

つまり、ミンナ暑くない季節（▼又は▽）の生まれである。（トインビーとノースロップは目下問い合わせ中であるが、多分二人とも、▽な季節、冬、又は冬に近い頃だろう。）

これは長年にわたるハンチントンの有名な『生れ月と性格』の研究結果から見たのではない。私が三十六年やってきた食物による十数万人の健康指導の実地の経験で確かめた私の原理からワリ出した生物学的、ビオ・エコロジックな、私独特の見地からである。そのワケ（原因）とイミ（Ｖａｌｕｅ）は、過去三十余年間に書いた私の二百数十種の本にあるから今は言わない。

しかし、これがヤガテ東と西をむすぶ大切な生化学的、生理学的、ビオ・エコロジックなカギであるコトをつけくわえておく。そしてアメリカのメトロポリタン・ライフ・インシュアランスの統計は、ハンチントンの研究のように、暖かい季節（三〜八）にはコンナ種類の人がキワメテ少ないコトを証明した。

コトニ米国では『六月生まれの天才は一人もない』と言うコトが分かった（六月の地

球の位置は丁度十二月のと反対）からオモシロイ。

　生れ月のコトなど言うと、イヨイヨある一部軍国主義時代の医者や栄養学者の言った様に、マタ私を『新しき迷信の流布者』と言う人があるだろう。ムリもない。この生理学、生物学、生化学、このビオ・エコロジックな見方や、その原理の土台（Ｈｏｗｆｉｒｍｔｈｉｓｆｏｕｎｄａｔｉｏｎ！）は雄大だから……宇宙生理学、宇宙生物学、宇宙生化学……は、ケンビ鏡的な人には分からない。」（以下、後略）

　なお、その後無双原理全般を徹底的に研究し実践、学んだ成果を大森英雄氏が講義録と言う形で残されている本がありますが、その最後に発生学について比較的新しい資料を用いて詳細に論じています。これからマクロビオティックを学ぶ若い人たちのためには大変に参考になると思いますので、ここに書名を紹介します。
『無双原理講義録』――（特別講義録「無双原理で見た発生学」）――（一九九五年四月初版発行、二〇〇三年十月改訂新版発行。宇宙法則研究会）
　講義録本の「あとがき」には、当時の宇宙研究会の代表者、石田英湾氏が次の様な言葉を寄せています。
「再版にあたって、ヒトの生命は受精にはじまるのだから、『発生学』を増補しようということになった。学術的な専門書はたくさん出版されているが、そのほとんどは医学者や医師向けの発生学だ。まして『無双原理』で解かれた発生学は、故桜沢如一先生が手がけられてはいるが完成されてはいない。大森英桜（＝英雄）先生の発生学は、望診（手相、人相）法や姓名学や生理学等にまで総合的に深化発展させている。無双原理でここまで解かれた『発生学』は、近現代においては、世界ではじめてだろう。先生に言わせれば、これだけではまだまだ不十分で、解説しきれていない重要な発見がいくつも残っているし、その後出てきている。それらも今回の増補にまにあわせればよかったのだが、発行の日程上間にあわなかった。今後の際には補充してゆきたい。」（後略）

さらに意外と読まれていない「死とたわむれる者」という大森氏のシビアな食養体験を綴った小伝（一九五五年十一月「サーナ」№77号に掲載、27～33頁）と、（発表の日時は逆転していますが）桜沢がそれを読んで大森氏に宛てた「インド人はミナ歯が良いと言うコト」（一九五五年一月「サーナ」№67号に発表、45～52頁。なおＧＯＬ５５８信では、同文の原題が「Ｄｅａｒ　英雄！　カルカッタは珍しい雨の夜」一九五四年十月二十五日、桜沢記、となっています）という大森英雄氏を知る上での、読み応えのある長文の手紙がある事を、ついでながら付記しておきます。

巻2・第一章　参考資料

「獄中日記」
一九四七年（昭和二十二年）一月「コンパ」No.5号　参照

「ナゼ日本は敗れたか」桜沢如一著

この本の主要な部分は獄中で（昭和二十年八月十一日から書き始められ、八月二十三日に釈放されてから、最初の一篇の㈠を書き足し、さらに㈡前編の字句を数か所改めて、後編は「新しき国民生活はいかに編成すべきか」という表題の下に、敗戦処理の問題から教育、政治、宗教、厚生、文化、保安等に至るまで、日本の新しい国家としての在り方を示した、いわば国への提言書。

最後の頁には「いざ起て友よ　朝が来た　千有余年の　くら闇の　ドレイ政治の夜がつきて　まことの政治の朝が来た」で始まる長詩を載せて、当時の無双原理講究所から出版されている。

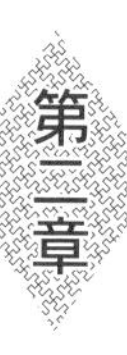

第二章

「国民生活」新編成の提案と『ル・コンパ』創刊

――戦後に於ける桜沢の活動記録　その1

食物なき処、生命現象はない。
食正しければ人も又正しい。
キリストも、釈迦も食なくしては生まれなかったのである。
食よく人を大にし、小にし、賢にし、
愚にし、強にし、又弱にする。
戦争も食のために起こり、歴史も又食によって作られる。
（『ナゼ日本は敗れたか』の「後編」より）

「国民生活の新編成の提案」の要旨

前章で触れた『ナゼ日本は敗れたか』の中の後編「新しき国民生活はいかに編成すべきか」という主張の中で、桜沢は敗戦処理の問題にも触れ、今後日本が目指すべき「教育、政治、人口、財政、税金、厚生、文化、宗教、保安、そして農業、食糧」等の諸問題を取り上げ、「健康と幸福」を第一義とした生活法を具体的に述べています。しかし、それを羅列すればあまりにも長くなるので、その要旨と戦後の世相風景を描いた一文を採録し、新しい活動の展開を見て行くことにしましょう。

◆食糧と健康

食糧問題は『国民生活編成』の中核を占める。この問題が巧みに、しかも正しく解決されるのでなければ、如何なる政策も政治も、所詮失敗に終わるのである。

『食物なき処、生命現象なし』故に生命現象の一部である個人現象や社会現象、生理現象や心理現象、あらゆる地上の生物現象は一切食物の支配を受けている。完全なる心身の健康やその別名である幸福と言う現象も、不完全なる心身の健康やその別名である痛苦、即ちすべての不幸の根源も、すべては食物問題の解決の当否を示すものにしか過ぎない。

私は一生をこの研究と、その成果の普及のために捧げたもので、その立場から、私は二十年来

『日本対世界戦争必至』を絶叫し、その武力戦が必ず日本の敗北に終わることを警告しつづけて来、その為に長い間圧迫、監禁を忍んで来たものであるから、私は私の予言の正確なりしことが現実によって証明された上は、今こそ、『国民生活の根本的新編成』を主張する権利を持つ唯一の人間であることを、一般国民にも戦勝者にも認められると確信している。万一今度、又しても私の案が採用されず或は歓迎されないならば、私は再び今日からその失敗を予言するであろう。それは十年を出でずして再び大波乱を招くことを断言しておく。

その理由を説明せねば、この予言も又理解されないであろう。しかし、この予言を理解するには少なくともマッカラム博士級の栄養学の知識をもっている人でなくてはならないこと。日本の請売り専門の栄養学渡世者には絶対に分かるものではないこと（××博士や××博士の如く、自分の健康さえ確立できない栄養学で国を誤り、敗戦を招き、この最も栄養学者の役立つべき時に全く役立たぬのみか、反対に政府を全国民微速度殺人犯であると全国民に教え込み、全国民をヤミ犯人にしてしまった事実を指す）を断言する。だから真実に、この私の重大提言を国民のため、新国家の逞しき発展のために理解せんとする人は数ある拙著の中、少なくとも次の三著だけでも読んで頂くより外はない。

一、『健康戦線の第一線に立ちて』
二、『戦争に勝つ食物』
三、『新しい栄養学』

今は単に次のことだけを言っておくにとどめる——

『食物なき処、生命現象はない。食正しければ人も又正しい。キリストも、釈迦も食なくしては生まれなかったのである。食よく人を大にし、小にし、賢にし、愚にし、強にし、又弱にする。戦争も食のために起こり、歴史も又食によって作られる。故に人を賢に、強に、国を富み、かつ栄えしめ、地に平和と幸福を来たらす食生活の創造を指導せんとする人は、

(1) 何が正しき食物であるか、

(2) 何が正しき調理法であるか、

(3) 又正しき食べ方とは如何なるものであるかを把握せねばならない。

それには理論抜きの実行、体験による外素人には道がない。私は体験なき、ドレイ的、迷信的、追従を絶対に排撃し、憎むものである。だから私は次に国民生活新編成の実行の中心である食生活法を略述するが、まだ私の三十年来唱導した処も知らず、又私の方法によって更生し、幸福への軌道に乗った十数万人の一人をすら親しく目撃したこともない人は、先ずこの方法をせめて一か月でも正確に実行されんことを熱望する」（前掲書『ナゼ日本は敗れたか』の「後編」89頁より引用、後略）

敗れた国の秋（『人間革命の書』より）

次に、敗戦間もなくの日本の世相（東京と神戸の様子、筆者註）を、鮮やかに描写した桜沢の「ナゼ私は銃殺されかけたか」（『人間革命の書』87頁）という文章の中から、その一部を紹介します。

敗れた国に、また秋が来た。

敗れた国は、ミジメナものである。

第一に食物が不足だ。住む家が足りない。キモノ、ハキモノ、シャッポー、クツ下、シャツ…… 何もかも高くて手がでない。五〇〇円で生活しろ、と言われるけれど、都会で五〇〇円でやっている家は一軒もない。それだのに日本橋や新橋の焼け跡にはリッパな檜造りの料理屋が追々とでき、夕方になるとその前には自家用の自動車がズラリと並んで停まっている。中をのぞくと、美しい女が何十人も、お酒やスバラシイご馳走をセワシゲニ、引きも切らず運んでいる。一人前三〇〇円が相場で、一晩に一軒で二万円、三万円売上げがある。いや屋台店でも、ソレにまけない売上げがあるのが少なくないと言う。

上野駅では、毎夜三、〇〇〇人野宿する人がある。宿屋に泊れば米三合と二〇〇円はとられる。それも満員である。しかも、毎日十万円以上の家の売買が、キャッチボールの様にトントン行われている。流行病のツナミがある。乳飲み子の死亡は何百％か高くなっている。殺人酒で死ぬ人が毎日四人。失明する人もある。死亡は一般に増えている。オギス中将が『みがき砂一袋五〇銭』と言うビラの下で、何か売っている写真がタイムに出ている。ある大将の息子が、カフェを開いたと言う記事が新聞に出ている。強盗、殺人、子取り、暴行、一家心中など恐ろしいニュースが、毎日の新聞に見られる。

先日、私が神戸の山本通りのある家でお通夜をしていると、一時頃に左手で、三時頃右手で『ドロボーッ、ドロボーッ』と言う叫びが起こって、家々に灯りがつき、人々が飛び出した。毎晩この通りです、とその家の女主人は言っていた。スリやサギの多くなったのも、おびただしい。私自らも大金をスリにとられた。オシリのポケットの辺が、オカシイと思ったのだけれど、何分身動きもできない殺人電車の中から押し出されるときだ。ヤット手を入れて見ると、もうワニ皮の金入れがなくなっていた。通りすがりの店で見ると、同じ様な金入れに一、二〇〇円の札がついていた。出版しない本の予約広告を出して、数十万円のカワセを受け取って行方をくらました人たちもある。

書き立てるとキリがない。毎日私は新手の賢い巧みな、サギや盗人の話をきく。最も驚いたのは、ある建築屋の話だが、棟上げをすませた家が一夜の間に、ひと山の木材もろ共キレイになくなった事件である。靖国神社は新浅草となり、伊勢神宮の破産も近いと言うことであるから、焼け跡にバラックを建てた大きな寺の住職が、ヤミ商人の仲間入りをしたことなどは珍しいニュースではない。社会不安、生活の不安は一年前よりも、戦時中よりもハルカニ深刻になっている。私が言った通り（『ナゼ日本は敗れたか』）、敗戦国の苦しみはこれから始まるのである。

敗れた国はミジメである。すべての古い秩序が亡びて行く。三、〇〇〇年の歴史、皇統連綿、勤皇無欠の国体、仁義、礼、知信、みなフッ飛んでしまった。（後略）

◆「人間革命の三部作」発表

なお読者のために、この時期（四か月の間に）桜沢が「人間革命の三部作」として出版した本は、

一、『カレル「人間」解説』（一九四七年＝昭和二十二年九月）
二、『天国の鍵』（同年十一月）
三、『人間革命の書』（一九四八年一月）

以上、三冊がいずれも東京港区芝三田小山町の「東京ＰＵＣ」から発行されていることを、参考までに記しておきます。

『ル・コンパ』誌の創刊へ

桜沢はこうした書籍による宣布活動だけでなく、すでに手段としては食養指導をベースに据えながらも、新しい世界観としての無双原理を旗印にした『ル・コンパ』という雑誌（一九四六年＝昭和二十一年二月創刊）を、世界に向けて発信し始めていました。

その創刊号の巻頭言といくつかの記事を、まずお目にかけましょう。

◆ル・コンパの巻頭言

コンパは羅針盤である。これは一つの小さな、とるにもたらぬモノであるが、荒れ狂う果てなき闇の虚空を行く飛行家には大変役に立つ。今や日本は敗れ、国家は分解し、すべての秩序は崩壊しつつある。勝利を得た者の世界にも、また決して秩序は確立していない、むしろ分裂を急いでいるようにさえ見える。いまや統一と安定（つまり幸福）を求めるために、あらゆる技術と思想が登場し世界は混乱を呈している。この悩ましき文明の夜明け前のヤミの虚空を行く飛行家に、『自由と健康、つまり幸福』の国の方角を示すコンパが入用だ。

つまり、あらゆる思想と技術の最高の審判原理（宇宙の秩序、真理）でありながら、しかも最も実用的な実生活の磁石になるものが入用である。ここに一つの万能コンパがある。そのマークはP-U(Le Princ.ipe Unique)。これには如何なる思想の色もついていない。これは理論でも技術でもなく、あらゆる主義を実生活に結びつけるのに役立つ道具なのである。その使用法は最も簡便で、タレでも直ちにその実用性を確認できる。ただ一つの小さな実用的なコンパである。

我々はただその実用性を試してみるだけでいいのだ。これは小さな秩序を建てようとする敗れた国の人々、国なき国の人々にとっても、また大いなる秩序を建設せんとする勝った国の人々にとっても、同様に実用と利便を提供する。このクラヤミと混乱を突破して自由で、健全な、幸福で楽しい国に至らんとする人は、このコンパの実用性を試してみるいいキカイを与えられているのだ。森に迷って日が暮れたとき、ステッキを立て、目を閉じて放し、ステッキの倒れた方角へひたむきに突進して危地を脱出せんとする人がある。コンパはこのステッキに似ている。しかし、コンパを持っている用意周到な虚空の飛行家は、ステッキ占いをやる様な愚かなことはしない。小さな安いキカイでも、コンパはステッキより大きな実用性を持っている。(同誌1頁より)

そして、主要目次が次のように羅列され、記事別に細かい活字で二〇頁にわたってその内容が報告されています。その中からいくつかの記事を取り上げて見ます。

日本無条件降伏の日

アメリカ・ニュース
青い目は見た
ヤンキー研究室
人と思想
US第二次大戦の戦費
アメリカは飛ぶ
科学と技術
芸術・出版・美術
ソ連研究室
亡びた国に来る運命
勝った国に来るモノ
亡びた国の人々のコトバ
敗戦思想の審判
□名香山荘より
PUのCOOP――(協同組合)

■日本無条件降伏の日（の記事中より引用）

ＶＪの日の米国――日本降伏の日のアメリカ人一般の祝賀気分が、ＶＫＮＥ４―14に出ている。

◆ダラス――湧き返る歓喜の渦巻きであるが、始め、このニュースが放送されたときアメリカ人は一般に冷淡な態度であった。夕方大統領の公式発表を聞いて、始めて国民は思いおもいに祝い出した。それはクリスマスと全聖祭のチャンポンだった。全ての都会の街は祝賀行列で交通機関杜絶、大きなホテルの窓からは、枕を破って鳥毛を雪の様に散らす。クツシタやスリッパーが降ってくる。それからソレといろいろなモノが投下される。人は夕飯を忘れて夜通し踊り狂った。

◆Ｎ・Ｙ――は二〇〇万人がタイムス広場に押し掛けた。支那街は正月にしか持ち出さない音楽と龍の踊りを練り出した。すべての酒場は解放され、街々は夜通しダンス場となった。（後略）

◆ワシントン――真珠湾攻撃の直後、日本人が一年以内に日の丸の旗を上げると言ったこの都は、ＶＪの日、まるで新年とカーニバルの最後の日が一緒に来たかの様に賑やかに祝った。（後略）

それから、シスコ、ニューオルレアン、パリ、マニラ、ローマ、アラスカ、ロンドン、ベルリン等、各国民の反応振りが紹介されています。

そして、この記事のお終りに、次のような桜沢のコメントが載っています。

ここで注意すべきことは、この特編号に日本を遂に屈服せしめたとか、撃破したとか、大勝利を博したとか言う様な文字が少しも見あたらない事である。これは全く戦勝祝賀でなく、終戦の祝いであり平和に対する感謝の祈りで、静かな敬虔な気分が満ちている。日本に対する悪意や軽侮のある文字が、一字も使われていない。これはまことに驚くべき事ではないか。

さらに不思議な写真で、一頁占められている。それは一つの椅子の上に、縞の背広服と中折れ帽子があり、床の上にエナメルの短靴が一足あるだけの写真で、何の説明も表題さえもついていない。『けだし、もう戦いはすんだ、軍服を脱ぎ捨て、昔懐かしい平服を着ましょう』という意味であろう。何と言う、ほがらかな簡単な終戦記念号であろう。

■「人と思想」(の記事より)

◆科学者とA・Bより蝶の研究　A・B(原子爆弾)の秘密を公開する、しないで、US(アメリカ)はもめている。ことにその完成に関係した科学者十七人が、最近シカゴで集まった。シカゴの原子研究部長、Dr・S・K・Allisonは『我われは住人のない日本の山中で、A・Bの威力を見せるだけで、日本に降伏させること、と信じていた。』……科学的発見がアンナ方法で公開されるのは大きな悲劇だ。この十七人の科学者はヒロシマと長崎の惨劇を痛く憤慨し、その上政府の最も厳重な監視の下にA・B科学者がその秘密を守らされるのは、一種の監禁生活であって、我々は断じて忍ぶ事ができない。我々科学者は研究の結果を発表し、交換し、真理の研究を進めることを許されないのなら、今後蝶の研究に没頭しよう。

■科学と技術（の記事の中より引用）

◆Ｒａｄａｒ　レーダーはＡ・Ｂよりも大きな役目をこの大戦中につとめた、と前英国航空軍需大臣のクリップスは言っている。これが他のいかなる兵器よりも大きな貢献をした事は米国でも認めている。

①ドイツ空軍が英国をほとんど屈服せしめんとした時に危機を救ったものは、実にレーダーである。どんなに霧の深い夜でもレーダーの目は、ドイツの飛行機が基地を飛び出すのを発見し、英国空軍に充分なる時間を与え最も正確な方向を教えた。一九四〇年九月一五日、レーダーはドイツの大空軍部隊五〇〇機編成を発見し、その一八五機を撃ち落とした。

②ドイツの潜水艦を一掃したのはレーダーである。（後略）

③（前略）レーダーは又、ノルマンディーやオランダの上陸軍を助けた。雪の日、雨の日、暗夜に、爆撃機を至るところに活躍させる事が出来たのはレーダーのお蔭である。レーダーは最近までごく秘密にされていた。（後略）

■勝った国に来るモノ（の記事より）

◆ストライキの怒涛　終戦後ＵＳ（アメリカ）にはストライキの怒涛が荒れ狂っている。石油、自動車、石炭、木材、織物、……全ての方面にストライキ、サボタージ、〆(しめ)出しが続出している。総数が四二〇、〇〇〇人にも達した日がある。ワシントン政府は平和を樹立しようとして全力を尽くしている。労働大臣は、『一三〇、〇〇〇、〇〇〇人、ことに今後海外にある若き国民を代表して政府はこの通り、諸君に協力を衷心からお願いするのです！』と叫んでいる。しかもそれらが全く役に立たない。(後略)

◆**デトロイド**　フォード工場ではまだ五〇、〇〇〇人が休んでいる。先週、全米自動車工業連盟総裁RJ・トマスが労働者に仕事を始める様に懇ろに頼んだが、忽ち引きずり下ろされた。(後略)

◆ニューヨーク造船では四、〇〇〇人が座り込みストライキ。

◆国立病院では事務員、看護婦、医者一、五〇〇人が休んでいる。

◆映画とストライキ　ハリウッドでは大ストラキの暴風が狂っている。全米労働連盟、工業連盟、鉄道員連盟等々が同市で味方して、ピケットをやっている。(後略)

つまり日本降伏以来七週間に、大きなストライキが二十三件、約四百の協議が労働連絡局に持ち込まれ、未だに解決の見込みが立っていない。いやむしろ、序の幕である。(後略)

無双原理を前面に押し出したコンパ(発刊のネライ)

忙しい中の編纂で『コンパ』No.1号は、マズものになった。No.2号、No.3号と追々よくして行くつもり。コンパはどこまでも正しい方向（自由と健康、すなわち平和で幸福な人生の具体的な設計）を示す実用的なモノでありたい。コンパは三十年来会員組織で非公開的に幸福で健康な人生の設計を引き受けてきた無双原理講究所の一部を、一般人非会員のために開放したサロンである。各地の会員ばかりのクラブ、Ｐ・Ｕ・ＣもモチロンＰＵを把握せんとする人々には解放される。

我々は何よりも健康を第一のネライにする。あらゆる深遠な理論や、難解な思想を正しく、平易にし、実用化し実生活に生かし、実生活を豊富にすることをネライとする。例えば食糧の自給ばかりでなく、健康を増進する身土不二の原則に従った純正食品を獲得する方法や、配給食品をもって栄養失調や、栄養不足にならないよう方法を教えることや、家庭の「Ｃｏｍｆｏｒｔ」と楽しさを生み出す方法をも教える。

実際数万の会員は戦争中、ことに食糧や健康や生活の楽しみに関する限り、少しも欠くることなく暮らして来た。Ｐ・Ｕ・Ｃの集まりでは、いつもその感謝に充ち溢れたユカイな話の花が咲いている。

又いろいろな工場で数十万の工員の団体指導もやって、スバラシイ戦果を上げて来た。これはＰＵというコンパの一生理学的、医学的、栄養学的な応用にすぎない。近頃でこそこの方面の応用が切実に要求されるが、我々はもう二十年も前から、実生活化しているので一向おもしろくもない。それよりもＰＵコンパの新しい応用、外国の思想や技術の審判の方がハルカニおもしろい。

そこで本誌では健康や食生活の指導はやらないが、その方面に用のある人は各地のＰ・Ｕ・Ｃを訪ねて、指導を受けられるがよい。Ｐ・Ｕ・Ｃは一種の消費組合であり、協同組合である。

本誌は原則として、ＰＵコンパを利用して、人生の荒波や戦争の暴風雨や、思想の暗闇を正しくも見事に乗り切ることを一つのＳｐｏｒｔとして実生活を楽しんでいる仲間のみによって執筆される。これまで有名な人々は一切敗戦責任者として執筆をお断りする方針である。

ル・コンパはいろんなＰｌａｎｓをもっている。が、さしあたり青年諸君、世界座の桧舞台に出でんとするユメと情熱をもつ諸君のグループを各地に作ることに努力する。

山梨・北コマ・ヒノハルのＰＵ本部には、農場や道場や、ＰＵ村があり、ＰＵ研究会や、英語研究会や、音楽会や試食会、ＰＵ大学講座、ＰＵ健康学園等が時々開かれる。ル・コンパを卒業した人、また成績優秀なコンパ使用技術を示す人は、これらの催しに参加することが出来る。

ル・コンパの紙面は公開されている。各自の研究、意見、思想、技術、質問、希望等の投稿は歓迎される。優秀なるモノは薄謝を送る各種の懸賞問題も、追号発表されるはず。（後略）

それから同誌1頁に、付言として「コンパのネライ」という一文もあります。

コンパの内容は英、米、仏などの新聞、雑誌からおもしろい文化ニュースを取り集め、これにコンパ独特の見方を加えます。深いふかい井の底の暗闇に三千年も住んで目を失ってしまった蛙にでも、この魔法のメガネは（まるで盲人用レーダーのように！）全世界のパノラマをパッと明るく、手に取るように見せる程フシギナ天下無双の性能をもっている筈です（これは目でなくて眼です！）。だからまだ目のある人々には、キットもっと面白いパロラマを見せるでしょう。

ただ、なれない中は、カンタンなコンパがなかなか巧みに使えません（パイロットや舵取りのみぞ知る、そのムズカシサ！）。コンパの見方がヘタだと、命を落とします。Be careful please！

なお、▼や▽は陰を、▲や△は陽を示すシンボルです。それが何を意味するか追々分かりましょう。磁石のNやSより重宝な符号です。

以上「ル・コンパ」創刊号のあらましを紹介しましたが、桜沢が企画したこの新しい活動のステージには、これまでとは違って無双原理を前面に押し出しての、明確な世界観の提示があったと見て間違いはないでしょう。

この点に関して、これまで桜沢の多くの書物や、また講演録を読む事によって、すでに感知されていた読者の方も多いと思われます。したがって桜沢がこれまで幾度か、ふとさり気なく嘆息交じりに洩らした次のような言葉も、「なるほど」と頷けるのではないでしょうか。

石塚式食養療法と私の食養健全生活指導とは方向は似ていましょうが、理想は全くちがっています。いや、いつの間にか厄介な事を始めたものです。

これは「うさぎのピピ」（一九四八年七月、新版『食養人生読本』世界政府協会発行）の中に、付録として収められている手紙形式の『X氏に答ふ』の文章のお終りに、付けたりとして載っている言葉です。

これを読んで筆者は、そう言えば桜沢がいずれかの書き物の中で「PUは食養と似て非なるものである」とも言っていたことを思い出し、こころ新たにした覚えがあります。それはPU（無双原理）が単に健康増進や病気治療に止まらず、あらゆる人間の平和で幸福な基本活動原理として、革命的な敷衍性（ふえんせい）を秘めているとの謂いであると、私は理解しています。

なお、「コンパの兄弟と友だち」という見出しで、コンパの№2（一九四六年=昭和二十一）四月号には、次のような執筆予定者の名前も発表されています。（ABC順）

家の人：天野慶之（細菌学、医学）、飯田清次郎（建築）、平井庄亮（国際）、細川明（文化、宗教）、鐘ヶ江寅雄（芸術）、丸山博（医学）、森山シマ（食生活）、中川与之助（経済）、中尾肇（宗教）、永島吉太郎（哲学、スポーツ）、小川みち（音楽）、桜沢如一（文化評論）、下里静夫（音楽）、関根康喜（社会）、竹下宣彦（社会）、山岸直勇（英文学）。

以上は目下の我がＣｏｍｐａｓのＳｔａｆｆである。我々家の人は特別な場合の外、各自の書き物に署名はしない。署名のあるのは家の外の人や、家の友だちの原稿である。目下、Ｃｏｎｒａｄ ｍｅｉｌ、（中略）Ｖｉｃｔｏｒ Ｆｒｅｎｅ諸氏に執筆を依頼している。続いて次の人々にお願する積り……、杉本越子、坂西志保、中野好夫、尾崎士郎、高倉テルの諸氏。

本誌はゼッタイニ従来名の売れていた人々には、執筆を許さない方針である。彼らは敗戦責任者でなければ、ドレイであると認められるからである。

いずれにしろ桜沢の戦後のスタートの舞台は、日本人相手だけでなく、むしろ世界の知識人へのアプローチから始まっていると言っても過言では無いかも知れません。

当時、外人でその最も身近で代表的な人物の一人が、アメリカの若き青年、ジョージ・マルチン（桜沢の長男、忠一氏がマルチンの通訳をやっていて連れて来た）でしょう。彼に関して桜沢の書いた記事が、「コンパ」No.15号、一九四八年六月発行（10～14頁）に載っているので少し紹介します。

しかし、私が、キットこの人はコンパをもってモニコド（日本語、ドコニモ＝何処にも、の逆読み）に入る、と保障する人、スナワチＰＵ大学卒業生がこのころ一人出た。一九四〇年この方、ハジメテである。彼は幸福と自由の国に入った。

彼は一九二一年五月一九日、ニューヨークに生まれた青年、ジョージ・マルチン。（今日で丁度二十六歳十か月。）

彼はキット十年以内に、世界に名が知られる。彼は二十三歳で進駐軍D地区司令官になり、二十五歳で大変重要な仕事をした。彼の弟は二十一歳のとき、ガダルカナルで日本人に殺された。この一、二年間、彼はモニコドの臨時外務大臣の仕事をした、この方が彼の公務より、ハルカニ大きい、重いシゴトであった。

彼はメデタクPU大学を卒業し、この三月二十九日にモニコドへ出発する。この二、三か月の彼の最後の猛練習は、スゴイモノだった。ホトンド毎週二回以上、(二回五時間内外)私とデスカッションして、最後のメーキャップ(ミガキ)をかけた。そればかりでなく、何回もデンワをかけてくる。余り度々なので、私はトナリの室のデンワに立つのがウルサクなり、卓上デンワを引いたくらいだ。二月のある日のごときは、二二時まで私とデスカッスした。(中略)

そしてまた、二月ある日の寒い真夜中に起こされて、何事かと思い

「What's a matter with you!」

私がセキ込んでたずねると、

「——Nothing(ナンデモアリマセン)」

と、「いつものニコニコ顔と子供らしいゼスチャーが」電話の向こうに見える。私はそれでも、またセキ込んで思わず同じことをたずねた。すると、マルチンは、おもむろに

「——大発見をしましたよ、ボクは新しい宇宙の秩序を発見しましたよ……」と感極まった言葉を、桜沢に伝えたのであった。

そして、マルチンのような永遠の子供を発見した桜沢の喜びの言葉が語られます。

「こんないい子を見つけた人は、この国にはないと思う。こんなスバラシイ子を持つ私を、ウラヤマシク思わない人はあるまい。私は自分の子をミナと、カレ一人ととりかえても損ではないと思う。しかし、私はマルチンの様な子供を、タマシイの恋人を一ダースも持っている。いやマルチンの玉子なら、百人も千人も持っている。これがモニコドの市民権である！」

かくして、桜沢の戦後に於ける活動は、雑誌「コンパ」をベースに、やがて全世界人民会議への参加、世界政府運動へと連動して行きます。

※なお、モニコドの言葉の由来については、別途、筆者による解説文があります。

巻2・第二章 参考資料

人間革命の三部作 桜沢如一著

「カレル『人間』の解説」一九四七年（昭和二十二年）九月

「天国の鍵」（同年十一月）

「人間革命の書」一九四七八年一月

以上、三冊とも東京港区芝小山町の「東京ＰＵＣ」から出版

「ル・コンパ」誌の創刊 一九四六年（昭和二十一年）二月

内容は健康確立の手段としては食養指導をベースにしながらも、新しい世界観の指導原理として実用的な「無双原理」を、あらためて紹介している。

第三章

「世界政府」運動とPU活動

――戦後に於ける桜沢の活動記録・その2

「世界政府」新聞が創刊されたのは一九四八年三月十五日。
その目的の一つは、世界各地におこっている諸団体と連絡し、
一九五〇年ジュネーヴで開かれる世界人民会議に
日本代表団を送ることでした。
同時に桜沢は「真のPU人の結束をはかる」ため、
真生活協会を発足させ、
真の自由人の育成に情熱をもやしていきます。

真生活協同組合の設立と解散

桜沢が世界へ向けての飛躍を語る前に、日本国内に於けるPU活動について、もう少し触れておきましょう。

敗戦後いち早く出獄、解放されたとはいえ、彼を取り巻くPU運動体が必ずしも無傷であったわけではありません。従来の日本人の思想的破綻と物の不足や物価高に悩まされる社会的経済的混乱の中で、しかも獄中で痛めた身体（とくに拷問によって一時視力の八〇％を失う）を押しての再出発でした。

とりあえずは、当時東京地区に於いて食養会の有力会員の一人であった小林類蔵氏の心ある協力を得て、東京芝区三田小山町五（同氏の自宅）に「真生活協同組合」（一九四五年十二月）を立ち上げて行きます。その「ネライ」は、「――生命の原理、PUを実社会化、世界化、実生活化するために同志の大同団結と連絡をはかること」。

「シゴト」としては、まず自由な民主社会、一元の世界の建設と言う人間空前の大冒険に参加し、楽しく健康な青年指導者に入用なただ一つの道具「コンパ」を毎月送る。また「無双原理の研究」の全集七〇冊の刊行、そして図書クラブの開設、LC（勤労大学）の発展、更には各地にPUCの集い、組織を作り、その充実をはかる。理想としてはサナラントの設立。組合維持のため会費一か月二〇円、一か年二四〇円（ピース８個分！）。

以上、食養会同志の集まりとはいえ、その一歩先を行く夢を描いてのスタートでした。

そして、その協同組合活動は役員及び組合員の人達の並々ならぬ努力によって約二年程続くのですが、しかし、政府の物資統制と狂乱物価の更なる高騰の煽りを受けてやむなく解散、改めて桜沢指導による純粋な形でのＰＵ運動体へと、衣替えをして行きます。

とは言え、この運動体のネライやシゴトの基本が変わったわけではなく、桜沢は「真のＰＵ人の結束をはかる」と宣言しています。

世界政府・真生活協会の発足

今後、『コンパ』やＰＵ出版物は、原則として店頭には出さない。我々はアラユル思想と、アラユル技術に最高の、そして最後の審判を下す指導原理を体得することばかりをネライとする『永遠の子供』だけを同志とするものである。つまり『健康の六大条件』（その後『七大条件』に変更、筆者註）に示された様な真の健康、すなわち『自由』の生理学的キソ条件と、無限の幸福（スナワチ『平和』の一単位）を一身に備えることをネライとする人々ばかりをカマラードとするのである。

日本中でただ一、〇〇〇人もあればタクサン！　会員は今後フヤサナイ。病人は入れない。一度退会した者はゼッタイに二度と入会を許さない。最小のエリート、またはエリートのタマゴ、ヒヨコだけの固いムスビである。Ａ級ＰＵ人のみを結束してゆきたい。真生活協会は古き熱心なＰＵ研究者五〇名だけに入会の優先権を与える。

（一九四七年十月、旧版「コンパ」No.７号より）

他に会員の特典として、

①毎月、ＰＵのクラックスの回答を送り、Ｓ・Ｎ（桜沢）の批判と指導を求めることが出来る。又研究や事業経営や、職業、生活、学業、海外渡航法について特別な指導をうけられる。

②ＰＵ製品の配給。

その他、③から⑨項目までのメリットが得られる、というもの。

なお、事務所は引き続き前協同組合の理事長、小林類蔵氏の自宅、東京都芝区三田小山町五の小林邸が利用されます。かなりシビアな桜沢色の強い運動体への、再々出発でした。

一九四八年七月発行の旧版『コンパ』の17〜18頁（新版「コンパ文庫」No.４では83〜84頁）には、次のような桜沢の口上が載っています。

一九四八年のハジメのアイサツを、私は千枚出した。そして運動開始の予告と、二人の新会員を各会員が作って下さる様にたのんだ。しかしこれに応じて下さった人は千人に二十人もなかった。たった二人の仲間をつくることが出来ないのか！ ソレナレバ私の三十六年間の努力はムダだったのか。たった二十人クライしか自由人を見出すことができなかったのか。私のシゴトはイミのない事か？ 私はツクヅク考えさせられた。

私はモウよした方がいいのか。

ナント言う難しい事だろう。

みんな努力はして下さっているのだ。けれども難しいのだ。私はしかし三十六年やって来た。私は何万人何十万人新会員を作ったことか！ よくやって来たものだ。もうヨロシイ。もうやめてよろしい。私はモットおもしろいことをやろう。

私は新しい方向をきめなくてはならない。

そして、更にこんな言葉も綴られています。

◆「世界一むつかしい雑誌」

『コンパ』が難しいと言う人がよくある。モットもだ。これは人生最大の目的――真理、正義、善、美、ナド言う人間が生まれてこの方、まだダレもイカナル哲学者も宗教家も、ハッキリ、ダレにでも分かるコトバで説いたことのないモノをネライとしているのだから、ムリはない。

これは世界一、難しい雑誌だ。しかし、ソレにしては易しい。だが私としては二〇〇〇部以上出すネガイをもっていない。それでタクサンだ。最高級の指導者、真の自由人だけでよい。マコトの人、マコトの自由をもつ人は、きわめて少ないのだ。

これは見わたしたトコロ、日本一かたい雑誌だ。しかし、字数から言ったらダンゼン日本一安いだろう。

『コンパ』の発行部数は少ない。ワズカニ、一五〇〇。八万円以上かかる。しかも毎月、六万円以上欠損だ。

何ともやるせない桜沢のこの苦渋のコトバ、しかしこの我慢、忍耐をすぐさま生き甲斐に変えて行く彼の強靭な意志は、やがて確たる主張として広い世界へ向かって発信されていきます。

閑話休題5

◆コンパよみ・コンパしらず

『コンパ』に生理学や医学や自然科学のPU的講座をかけという注文があるそうだ。（▽性人の注文らしい。私にジカニ言ってこない！）ソンナものもオモシロイが、それはPUアルプス登山の仕度にすぎない。それはPUD（無双原理講座）で六十八回もやった。

書けば何百冊かの単行本になる。私もゼヒ書きたい。書きたくってタマラナイ！ それを書くヨロコビとタノシミは大きい。

しかし、私はそのヨロコビとタノシミを君にのこしてあげているのだ！ それはＰＵアルプスの高原植物のカワイらしい花だ！

『人間』や、『無双原理』や、『無双原理の研究』数千頁や、『中国四千年史』や、『天国の鍵』や、『バイキンの国探検』は……ミンナ、その道案内だ。ＰＵ栄養学、ＰＵ産婆学、ＰＵ生理学、ＰＵ化学、ＰＵ新量子力学、ＰＵ経済原論、ＰＵ応用化学、ＰＵ発生学などはどれを書いても実にオモシロイ、タノシイあそびだ。それを一つか、その千分の一でも君がやれば、ある朝、君はキュリー夫人か、シスター・ケニーか、アインシュタインになっているのだ。

ソレをやるのは▽性青年にかぎる。△性な青年はソンナことをコツコツやらずに、世界中をとびまわるんだ。スルトある朝、君はトーマス・クックか、コロンブスか、シュリーマンか、ナンゼンになっているのだ。

君がやればいい！（ボクはモー、やっちゃったよ！）エチュードが出来たらコンパに送ればいい。コンパは君の手習い草紙だ。ソレが君のモノだ。科学でも、文学でも、哲学でも新しいモノを君が仕上げればいい。モー充分君はソノ方法を知っているんだ。創造すればいいじゃないか！ 私が書いたら、もう君はドースルンダ！ もう二度とフタタビ君はケッシテ何も書けなくなるんじゃないか！（ソレダノニ私に書けと言うのは、アワレナあわれなドレイさんだ！）

やって見たまえ！　たった十年か、三十年だ！　やって見たまえ。少なくともノースロップ級の大人物をペンでユサブルところまで！　セメテ『コンパ』に出してもらえるまでやったらドーだ！　それとも自分でコンパを出して見たらドーだい！　大阪のＨＨの様に。スバラシイことじゃないか！　『天国の鍵』をもっているのを忘れちゃいかん！

モラル――『何を見ても、カゲへまわってブツブツ言うのはドレイ人種の自供。何を見てもうれしくて、オモシロクテおかしくって、自分でやりたくって、ワクワクしてたまらなくなってジャンプするのが自由人の証明』」（新版コンパ文庫No.5、８頁より）

閑話休題5

ＰＵと音楽

少し遡りますが、この辺で桜沢の無二の親友、ＰＵ普及の伴奏者ともいえる音楽家、下里静夫（Ｐ

Ｕ名、シモン）氏について若干触れておきましょう。

彼は桜沢が獄中で作詩したという「自由の政治の朝が来た」を、戦後いち早く作曲、一九四六年（昭和二十一年）二月『コンパ』№Ⅰ号の最後の頁に、楽譜入りで発表しています。

ちなみに一九五四年から五五年にかけて筆者がＭＩ塾に入所していた頃、この歌は他のいくつものＰＵ歌と共に、毎朝、研究生達がみんなして歌っていました。なかでも、よく歌っていた曲（リマ先生の妹、プランタンを中心に）は、

「陰あれば陽」（一九四五年二月、桜沢が獄中での作詩作曲）

「陰陽一日」（同年五月、桜沢が獄中での作詞作曲）

「始めあるモノに終りあり」（一九四六年九月、桜沢作詩、シモン作曲）

「エレホンへの船出」（一九四八年七月、桜沢作詩、シモン作曲）

「ひろいひろい道の歌」（Ｗ・ホイットマン原詩、桜沢意訳、シモン作曲）

「むかしなじみ」（「蛍の光」の曲、桜沢訳詩）

「別れの歌」（桜沢作詩、シモン作曲）

そして、「よく噛めよ」、食前食後の「ボン・アペテイ」（ボナペテイと発音）と「ヴィベレ・パルボ」でした。

シモン自身、『コンパ』のある頁で、ＰＵ世界観に導かれた音楽論を述べている一文もありますが、ここでは長くなるので桜沢によるシモンについての、ある日のスケッチを紹介するにとどめましょう。

『エレホンへの船出』の歌、スバラシイ作曲ができた。ＹＬＣ（横浜勤労大学、略してＬＣとも）でみんなシモンのタクトで習った。マルチンも歌った！　これは永遠の子供のウタだ。これはフシギナ曲だ。これは私が作曲しようと思って苦労していた曲だ。私がネラッタ通りの曲だ。シモンと私の同一性を完全に示す曲だ。マルチンは終戦後第一のＰＵ卒業生だが、シモンは戦争前のNo.１、ＰＵ人だ。マルチンの兄貴だ。シモンのエラサ（つまり彼が）イカニ永遠の子供であるか、はこれを歌ってみると分かる。ダレでも、これを歌うと若さをとりもどす。ベートオヴェンの第九と同じ力をもつ、しかし全く反対の世界だ。

（新版「コンパ文庫」No.４の83頁より引用）

また、同「コンパ文庫」No.４の１７２頁には、シモンに関する次のような記事も掲載されています。

時――一九四八・七・二七　午後9時～12時

所――長崎の海岸

人――シモン、ＯＫ、ジョルジュ（桜沢自身のこと、筆者註）、探検王Ｓ、ジャック、その他十数名。

ＯＫのオドロクベキ名曲のコレクションが、次から次へ惜しげもなく演奏される。シモンが解説をする。昨年私は酔っぱらっていたため、こんなリッパな世界中の名曲があるのを知らなかった。

いやシモンのオカゲで、この一年間に分かる様になったのかも知れない。私は『ＰＵとは、映画と音楽と童話で一般人に説くべきモノだ』とよく言うが、この夜の音楽会で私はいっそうその実用性を確かめた。私は音楽もＰＵもよく知らない人々、コトニ五十歳以上の人々でも、この夜の名曲のスバラシサにイタクうたれているのを見てオドロイタ。

この夜、次から次と開かれる音楽の天国のナガメを見入りつつ、何度となくタメイキまじりに次のようなコトを言った。

――アーア！　とてもカナワナイナ！　十六世紀の英国に、四〇〇年も前にこんなスバラシイ音楽があったのか！

――アッ！　これはＩの声だッ！　無限の声だ！　ｉの声じゃない！

――おお！　これは一体全体何たるマホーだ！　たった二つの太鼓でかくまで無限の世界を開いて、万人を招き入れるとは！

――ああ！　ナントと言うミラクルだ！　十二の茶碗で、こんな『宇宙の音楽』を歌い出すこともできるのか！

――楽器の問題じゃないんだ。人間の問題なんだ！　楽器はナンデもいいんだ！

――おお、このインドの森林の音楽は、現代の日本音楽よりハルカニ日本的感覚をもっている。

（以下、後略）

少年のようなハートをもった多感な桜沢の感動の言葉は、まだまだ続くのですが、切りがないので一転、その後の彼の運動の展開を見て行きましょう。

「世界政府」新聞の創刊

この新聞が創刊されたのは一九四八年三月十五日。まず週刊（但し最初三か月は月刊とする）とし、部数は十万部、定価は一部五円、一か年二六〇円、世界市民登録受付、資金百万円の株式会社。

（旧版「コンパ」No.24号2頁）

というもので、当時アメリカで「サタデー・レヴュ・オブ・リテラチュア」を、僅か九年間に世界第一の大週刊「土曜評論」に仕立て上げたノーマン・カズンズ氏に倣ってのスタートを思わせます。

◆ネライ――『世界政府』建設運動を興し、世界各地におこっている諸団体と連絡し、一九五〇年（昭和二十五年）ジュネーヴで開かれる世界人民会議に日本代表八十名を送るため、日本各地の同じネライの団体の強化と向上と団結をネライとする。

◆内容――世界各地、日本各地の世界政府運動の情報を提供する記事。

◆**運動の展開**──たしかにこの「世界政府」新聞の発行後の評判は大変よく、とくに十三、十四号に対しては「コンパ社でも、協会でも、余りタクサンの手紙で呆れたり、よろこんだり……実はこれはアマリニ校正がメチャだったので、責任者のロメン（佐藤登編集者、筆者註）には十万円の罰金を申しつけた位で、マコトニ申し訳がありません。ソレにもかかわらず、毎日の反響のオビタダシサ……ナニがソンナによかったのか？……私は全くトホーにくれる。十年来同じことを書いているのに……よほど前の私のペンはヘタだったのだろう……」

という桜沢の何とも言えない自戒の弁が述べられている程の活況ぶりです。また、それを裏づけるように次の記事が、さり気なく報告されています。

◆**銀座での街頭断食十日間**

ＬＣの学生たちの世界政府運動は、十日間銀座の街頭断食でマクをあける。まず百万人と百万円を集めるのだ。ヒロシマの高田ヨシト、奥野ハル子の『ヒロシマ塔』建立事業も六・八から火ブタを切ることになった。全国の会員は自分の県を単位として全人口に呼びかけてほしい。岡田周三氏、高波市太郎君らは、九州一千万を引き受けた。

（旧版「コンパ」No.17・18合併号の19頁）

また、その後の同『コンパ』の21号には、こんな風に、「世界政府」新聞の売れ行きを喜ぶ記事が載っています。

◆「世界政府」売り切れ再販！

『世界政府』は二十万部出したいと思っているけど、金がないので先ず六〇〇〇部作ったトコロ、三週間で売れ切れてしまった。ホントーの会員諸君の大きな協力が、ウゴキ出した第一歩である。全会員に送ったのが千四百部（四万八千円、各地ＰＵＣ合わせて三千五百部、特志会員の街頭販売二千三百部。ＰＵ人が世界の市民である資格をかくも示したのは実にうれしい。中にも佐藤不二男君が、人口四千の小さい田舎町で、不自由な義足でワズカ二週間に、毎日午後三時から夜へかけて、四〇〇部以上もワケのわからない地方人に売りつけ、買わせたのは、まことにおどろかされる。人口一〇人につき一冊である。（足があるのに一〇人に一人、売りつけるコトのできない人は、足を切ると不二男の様になれる！）これは最高──日数において、部数において──レコードだろう。そこで第二刷にとりかかったが、送金がまだみな来ていない。大部分の人はスグ送金してくれたが、まだ一部少数の人が送って来ない）

活動拠点を日吉へ移転、ＭＩ塾を創設

しかし、相変わらずシビアな台所事情の中で、桜沢は活動の拠点を東京芝区三田小山町の小林邸から神奈川の日吉に移転（一九四八年、昭和二十三年）、青少年のためのＭＩ（メィゾン・イグノラムス）を立ち上げ、本格的に世界政府運動へと力を傾注して行きます。

そんな中、次のような招待状が彼の下に舞い込んで来ます。

◆世界人民会議（ＰＷ）から「招待状」来る

親愛なる友よ。

世界人民会議ＰＷＣの国際連絡委員会にあなた（桜沢のこと、筆者註）の協会から代表者お一人を指名して頂きたい。この素晴らしく大きな計画を進める運動と密接な連絡をとらぬことは、あなたの協会にとって不利であると思います。

同封別紙の第三項に述べたように、こうした連絡はあなたの協会を傷つけることはありません。あなたの協会が、我々に出来るだけ早くあなた方の候補者の名前を送って下さることを心から待っております。　尊敬をもって。

追伸　あなたのお便りと、出版物の小包ありがとう。勿論出版物の交換は大賛成です。この便

である限りのアクロース・フロンテアの各号を発送しました。又出来る事なら何でも、あなた方のために助力します。同時に私はあなた方の素晴らしい努力に対して、衷心から敬意と御祝いの心を送ります。

註　ＰＷＣは一九五〇年三月一〇〜一二日、白国（ベルギー）ゲン市で開かれた大会の決議で「世界人民会議」創設事務局をゲン市に開設し、その執行委員会を次の如く編成した。――Ｆ・Ｆａｒｍｅｒ（ＵＳＡ）、Ｅ・Ｇｅｖａｅｒｔ（白）、Ｐ・Ｍｅｙｈｏｆｆｅｒ（スイス）――書記長Ｇ・Ｋｒａｕｓ、その国際連絡委員のリストの中にはオランダのドフリーズ、印度のＳｉｎｈａ等も見える。

◆ＰＷＣへの参加

いよいよ全世界人民会議（世界最初の最大の政府をつくる人間時代、自由人時代）のマクが上がる。アメリカ連邦（テネシイをトップに）英、仏その他の国々では正式な代議士が百万人に一人の割で選ばれ、送り出されることが決まった。が悲しいかな日本では、マダそこまで行っていない。本協会が主唱した新選挙法もマダ広く受け入れられず、我等の力の足りなさはザンキに耐えない。しかし、大きい運動はこうしたものである。

それにもカカワラズＰＷＣ本部は、日本代表を五名招待してきた。ソコデ本協会は今日まで集まった論文を調査し、五名を推薦することになった。それはイズレモ一騎当千の豪の者で、オソラク、正式選挙で八十人を選び出しても、このチームに匹敵することはできない。その第一人者は太平洋を六十余回横断した政界のベテラン中村嘉寿氏！（後略）

◆ジェネーヴに招かれて――中村　嘉寿

思いがけない招待で、何だか私の舞台が廻って来た様な気がする。私は一九一八年以来、世界連邦クラブの会長としてこの夢を永い間描いていたのだが、世間は中々受け入れてくれず、頼りなく、心細くもあったが、漸く世界各国が目覚めてきた様だ。原子爆弾のお蔭だとも言える。私がこの考えを起こしたのは早いのだが、殊に印度のバラカトラや志士ラジャー、マヘンドラ、ブラタップと交わる様になってからは一段と熱を上げる様になった。プラタップが帰ってからは勿論何もしなかったが、国分寺の小平（?・筆者）がある世界連盟本部には戦時中も時々会合したものだ。思えば三二年間の歴史をもっているわけだ。それ処ではない。私は一九〇一年、米国に渡って人種的偏見を見せつけられる毎に、故郷撤廃の必要を論じていた。それがそもそもの起こりと言える。

私は華府、パリ、ブリュッセル、マドリッドの万国議員会議に連続出席して遠慮会釈なく、軍備撤廃や、国境撤廃をやったものだ。地球は人類の為に創られたもので、特定の人種や国家が独占すべきものではない事は空気や水と同じ事だ。（中略）

私は今度ジュネーヴやローマの会議に行ったなら、遠慮なしにこんな事を論ずる積りだ。正しい道理が通らぬ筈はない。勿論、礼儀や良習を破って、日本の権威を傷つけることは断じてやらない。ただこれと思う事をこれとして論じ、世界の人々に真の日本人の要求や気持ちを知らせて、もし誤解や偏見が存在するならば、その蒙を開きたい。

いずれ他にも私と共に出席する人々があろうが、皆が勇敢にその意志を発表して貫いたい。世界連盟運動程大きな運動はないが、その運動に携わるものの最も心得るべき事は、苟も排他的気持ちがあってはいけない。自由な政体、自由な人種、自由な階層、自由な宗教、自由な思想の人々が一堂に集まって、誤解を解き、親善を増す事に一肌脱ぐ事が、即ちこの連盟会員たるものの資格である事を知らねばならぬ。(後略)

◆日本代表団の編成

ジュネーヴ全世界人民世界会議創立総会とローマ世界連邦運動第四回大会への日本代表は、最も歴史の古き世界連邦協会々長中村嘉寿氏を中心に目下鋭意編成中であるが、スデニ六名は決定。アト一九名はおそくとも、十月初旬までに決定するであろう。世界政府協会の全権は目下米国で活躍中のクシ道夫と決定。フロランス、ラフオンテーヌ、ランダルも米国代表として出発の予定。

以上、四つの記事の他に、この世界人民会議の成り立ちについての解説文も、他の有益な記事と共に世界政府協会発行の一九五〇年(昭和二十五年)九月「SEKAI SEIHU」誌№18号(「全世界人民会議特集号」）には、詳しく掲載されています。

婦人と世界政府

世界政府運動について、ここらでほっとするような、しかし、胸を打つ記事を二つばかり紹介しましょう。（上記、同誌No.18号43頁に掲載されているものです。）

文頭には「四十五年昔、軍国主義旭日昇天の時代にこの歌を発表し大問題を起こしたウラ若き女性が、日本にもいた！ 今日はドコにいるか！」とあり、与謝野晶子の有名な、「ああ おとうとよ」で始まる「君死にたまうことなかれ」の詩が掲げられています。

このごろ全世界に『世界政府』ということが叫ばれ、注目されて来ました。日本でもこの新聞を出してから、だんだんおそまきながら、興味をもつ人々が出て来ました。わざわざ日吉の家まで訪ねてきて、熱心に聞き、その上新聞まで売って、自分も『世界政府』運動に参加したいと申し出る人も何人かあります。けれど『世界政府』は理想的であるから、実現は出来ないという人々が多いのです。特に婦人はまるで別の世界の様に『我知らず』という風で、目もかけず、私共が私財を投げ込んで苦しい経済をヤリクリして誰の助けも受けず、一生懸命続けていますが、女性の協力が少ないのは悲しい事です。でもそれは女性がまだ『世界政府』をご存知なく、自分の生活と何のかかわりもない、と思っているからでしょう。これは大変なマチガイです。

この運動は第一、武器をすてて世界の国境をなくし、戦争をなくします。平和で、おもしろく、楽しい、健康で幸福な人生を送りたいという希望の基にしていることなのです。実現できないのではない、我々が力を合わせて是非、実現させるべく、努力するのです。皆さまは『聞け　わだつみの声』（戦争映画、筆者註）をご覧になりましたでしょうか？　あれを見て一人でも目をおおい、耳をふさぎ、悲しみ嘆かぬ人はないでしょう。

愛する子供、夫、父、兄弟、恋人などを第一、第二次大戦で亡くした人々、みなし児となった人々の心はどんなでしょう。身をひきむしられるような気がするではありませんか。そしてあの悲惨なむごたらしい、広島、長崎の原爆の模様を見た人々に聞いたり、写真を見たり、赤松俊子さんのアルバムを見た人々は、次に起こる戦争をどう思うでしょう。世の中が文明になればなるほど戦争は大仕掛けで、悲惨になります。三、四年前までは同胞として愛した朝鮮の人々は今血を流し、家を焼かれて、日本の第二次大戦の時の様にうろうろと悲惨な思いをしています。これをどうして人ごとと思えましょう。どの人にも、どの兵隊さんにも、母があります。母の嘆きを思えばじっとしてはおられません。

ナゼこんな悲惨な戦争をしなければならないのでしょう。ナゼこんな戦いをいどむのでしょう。ナゼだれが、どうしてこんな子供を戦争へ送り出すのですか。

私共女性は、よく考えて見ましょう。子供を育て教育するのは母の役目であって、責任ではないでしょうか。良くするのも、悪くするのも、争わすのも母の責任ではないでしょうか。すると私共女性が戦をこのみ、起こす男性を育て、作り上げたのです。そして国を亡ぼし、悲惨にさせてしまったのです。罪は私共女性にあるのです。この罪びとはどうしてこの償いをしたらよいでしょう。乱れた平和を取り戻すために、婦人が平和運動の第一線に立つべきではないでしょうか。そして万分の一でも、その罪の償いをしたいものです。私共女性は一致して、この運動に参加しましょう。

戦後七十年以上経った現代人から見ると、この一文の最後のくだりは、とくに権利意識に目覚めた女性達からは、いささか異論の出てくるところでしょう。確かに子育てが母親に負うところは、妊娠のはじめから生理的にも密接な結び付きがあり、その影響の大きさを考えると安易に見過ごすことはできません。

しかし、だからと言って子育ての役割を、あまりにも過重に女性だけに強いるような昔のあり方は、伝統的とはいえ、やはり今の時代感覚には合いません。社会的経済的生活条件の変化を見ても、現代においてはそれぞれ家庭の事情に応じた両親の役割分担、そして対応を考えざるを得ません。それがまた、時代の現実に対する適応力、ないし判断力と言うものでしょう。

ただ、このリマ先生の主張は、当時の家父長制の下で、もっぱら家事と育児を担うのは女性が当たり前と考えられていた時代思潮と、「食こそ命」と言う強烈な生命観が結びついての発言で、現代人の感覚からするとあまりにも自虐的で、「可哀想、自分だけで、そんなにムリしないで！」に見えるのは、致し方ないことかも知れません。

ミチオと桜沢との出会い

次に若き日の久司道夫氏（以下、敬称略）に関しての記事（渡米前後の頃）と、彼と桜沢のユニークな問答が同じく新版「コンパ文庫」No.６に掲載されているので、それを紹介しましょう。

◆What is KUSI Mitio

カレは新宮（△）で生まれ、和歌山市（△）で中等教育をうけ（寄宿生活）、金沢にしばらくおり、秋田（△）に移った。男兄弟三人。兄は二四歳で死。

父は秋田高校々長（△）、母も女高師出の地歴の先生で（△）、父は壮健（酒もタバコも好物ではない）。母はキツイ顔面神経痛。

ミチオは五月生まれ、父九月、母八月（だから彼女は夫が郡部の校長になったときも、秋田市を去らなかった）

ミチオは二十数年間にヤヤ▽を取りすぎている。ケレドモその▽が、多量のサトーではなかった（コレでたすかった）。（弟は大分▽がすぎているだろう）。

秋田の▽がよかった。父母の△がよかった。コトニ母の△がよかった。父母が二人とも勤めをもっていたのがよかった。

けれど、ミチオはたった三百時間ぐらいしかＰＵにふれていない。コレが一番おしい。トマレ、あまりに▽なる母はアクマである。（上掲同書１１４頁）

◆「ミチオはもう私の子ではない！」（母親の言葉）

ミチオの出発の日に、私はハジメテ彼の母にあった。私はその翌々日、彼女に来てもらった。

――私たちは半信半疑です。まだミチオが出帆したことが、ユメのように思えます。父はハジメから信じていません。第一お金がない。第二、資格がない。第三アンマリ話が大きすぎる……オヤでさえできないコトを、他人様がやってくれるワケがない……。

彼女はキツイ顔面神経痛のカオで、私を見ながらイロイロ話す。マッタクだ、と私は思う。時々顔面神経痛のヒキツケがきえると、彼女の顔は食養的に見てスバラシクうつくしい（ここにミチオのヒミツがある）。私は『ドーシテあんな子供ができるのか』を、ネホリハホリたしかめた。

オドロイタことに、ミチオは、私より数十年あとで新宮に生まれた赤ん坊だった。私は胎内時代の大部分を新宮ですごしている。カレの両親も私より数年後に新宮で生まれ、育ち生活している。

今から五十数年前の、地方の、コトニ新宮付近という孤立地方では、二、三代前にさかのぼると、ミナ親類である。ミチオは親類だった。

ミチオの使命の重さと大きさを、早くも見てとった母は言った。——

『では、ミチオはモー、私の子ではありませんネ』

このコトバには、手の中の玉と育てた子が、羽バタキも力強く天高く荒ワシとなって飛び去ったのを見る人の、サミシサとウレシサが込められている。サスガニ道夫の母である。この時彼女はホントーに、彼の母になったのである。（上掲同書115頁）

◆美しいゴルドン将軍号

とうとう道夫は出発した。

六月から五か月間、スベテをなげうってワレラが力をつくしたPUの子供、永遠の子供第一号、第七天国の世界大使は出発した。

三十人あまりのメイゾン・イグノラムスの子供たちと、全国のPUの友と、中村嘉寿氏や、賀川豊彦氏や小川清澄師や、水野梅曉先生や、その他、親切な多くの人々のピストンで、道夫はUSの豪華船ゴルドン将軍号で出発した。

MI世界政府の家の子供たちは夜二時頃まで討論会をやったのに、朝早くから送って行って、雨の中で元気にウタを歌い続け、夜になって、ブジニ送ってから元気でウタを歌いつつ帰って来た。ミンナ一日のアルバイトをすて、雨に濡れそぼち、ズックのクツやヤブレグツやチビゲタで一日足を冷やしながらプレジデント・ラインの巨大な、山の様な、すばらしいラヴェンドル色の船腹や窓のある流線型のエントツを見上げて、船が出るまでウタを歌った。
五か月、ミンナ思い思いにモチバモチバで、力を合わせて戦ったカイがあって、ついに道夫は出発した。私たちは、全くカラ手で出発し、ツイニ不可能を可能にした。そのヨロコビと、その戦果の大きさに見とれて、ミンナ寒い桟橋で雨の中を夜まで立ちつくしたのだ……。

（後略、上掲同書114頁）

◆はなむけの歌　桜沢より

海こえて君がゆく日となりにけり白菊黄菊咲きみだれつゝ
道夫おくるウタゲの花は『戦争の真因と定義』のデスカッションなり
十一月十一日の夜ふかし道夫のウタゲいよいよたけなわ
マダキより道夫のためにことあげしツイニ夜半におよびてやまず
うつくしき花はおくらずゴマシオをつくりておくる娘らもあり

（以下、十首省略、上掲同書67頁）

◆I am I and You 問答

十二日の朝、道夫は八時半にミナに送られて出発する前に、私の室にきた。
——もー一つ、分からないコトがあります。

――ナーニ？

――一体全体ジョルジュ（桜沢）は、何ものですか？　これだけがどうしてもわかりません。

――ハッハハッ……I　am　I　and　You！

――ハッハハッ……分かりました。

――and　you　are　I、arn't　you？　……

――Oh　yes！　I　am　you！

――I　am　yours！　and　you　are　mine！

　でなくてネ……　I　am　you　and　you　are　Iだ！

――ハッハハハッ……

――ハッハハハッ……


（上掲同書、72頁）

◆最後の十か条
十二日朝、十二時三分前に私とリマは、桜木町駅についた。そして駅の食堂に入ってアエレーテッド・ウォーター（空気入りの水）を一本もらって、最後に道夫にわたす書類をそろえた。

道夫がやってきた。

――手続き万端ＯＫ！

それから私は二時一〇分前まで、カレの最後の質問（十二条）にコタエ、私の十条の注意をあたえた。これで私は先月十八日の送別会のアトから、カレのタメニ用意したハナシをミナ終わった。

雨の中を桟橋に行き、大声を上げてミンナと共に二時間、ウタをうたい四時半に写真を写してから、私はマダ沢山残っているシゴトのために一足先に帰った。

（後略、上掲同書72～73頁）

久司道夫をアメリカへ送り出すに当たっては、桜沢をはじめ世界政府関係者の並々ならぬ苦労の他にも、彼の大学関係者、受け入れ先のアメリカの著名人（とくにノーマン・カズンズ氏）の人達のあたたかい協力もあったことが、他の記録から窺い知れます。

いずれにしても、戦後間もない時期にＰＷＣへの参加という大きな役目を背負って、若冠二十四才のミチオは出発したのでした。

そのとき桜沢は彼の将来に対して、いみじくも予言めいたこんな言葉を残しています。

岡氏の四十七年後の十一月十二日、ミチオは出発した。ミチオもこれから五十年間、岡氏のように、オモシロイ、タノシイ、ユカイナ生活を送るだろう。

（上掲同書、１３４頁）

この岡氏という人物は、戦前、すでに北米毎日新聞の主筆であり、サンフランシスコで有力な日本新聞の発行者だった人です。

なお、ついでながら前頁の「はなむけの歌」の中に、『戦争の真因と定義』についてデスカッションしたと詠まれていましたが、参考までにその定義の一文をお目にかけましょう。

正しい世界観をもっていない支配者（主権者、独裁者）と正しい世界観をもっていない国民が、暴力をもってその正しくない世界観を他国に、強制するコト。

つまり支配者と国民に正しい世界観と、正しい判断力が欠けているときに、支配者の空しいユメを法や刑をもって、政治や教育で、一般国民に正しいモノと思わせ、カレラの暴力をもって武器をふるわせて、他の国民をサラニ、自分の支配下におこう、とする行動。

（上掲同書、94頁より）

巻2・第三章　参考資料

「真生活協同組合の設立と解散」

一九四五年十二月立ち上げられたこの組合の活動は僅か二年程で終了となるのであるが、その(1)の項で紹介した三冊の他にも「東京ＰＵＤ」として桜沢の書き物を出版している。

「世界政府・真生活協会」の発足」

一九四八年三月「世界政府」新聞が創刊されたこの頃が、桜沢が全く新しい無双原理の旗印の下に一本立ちした苦しい時代だったと言える。そして、第二次世界大戦で荒廃した世界を建て直すための、各国に於ける世界連邦運動の盛り上がりと連動する形で、桜沢の「世界政府」運動も中村嘉寿代議士や久司道夫などとの結びつきが生まれ、ジュネーブの世界人民会議から招待状が来るまでに発展して行った。

旧版『コンパ』七冊及び新版三冊を参照

第四章

ノーマン・カズンズとF・S・Cノースロップ博士

――戦後に於ける桜沢の活動記録　その3

青年時代は小説家になろうとも思っていただけに
桜沢の生来の資質は「哲学的な詩人」と言えるでしょう。
その一方で、社会運動家としての情熱が強く
現実社会の矛盾や平和問題に立ち向かうエネルギーが
生涯を通じて溢れていました。
また、世界の文化人や科学者らとの交流をつうじて
当時の最先端科学知識も貪欲に吸収し、人間革命のベースとしての
PUの世界観をより充実発展させていきました。

ノーマン・カズンズの来日

社会的経済的混乱の中で、桜沢の「世界政府・真生活運動」は華々しく展開されて行きます。まず対外的には当時アメリカで著名な「土曜評論」（先に紹介済み）を出しているノーマン・カズンズ（US世界政府副総裁）氏が、「世界政府は出発点である」という記事（前掲「SKAI SEIHU」誌№18号8頁による）の中で、彼が書いたとされる次のような印象的な言葉を、桜沢が自らのペンで紹介しています。

◆東洋思想とエマーソンの類似性

友はオイオイ、戦争や混乱の中に消えて行った。しかし私は、カスカニ東方から吹いてくる一スジの風を吸って、タマシイの息をつき、時代を包んでいた虚無主義から逃れていた。ロマン・ローランのガンデイを読み、カレとタゴールの対立（丁度ハミルトンとジェファアーソンの対立ソックリ）を見、この対立が新しい世界を生み出すのを見た。

ガンデイに私が学んだコトは、その無抵抗主義でもなければ、その哲学でもなかった。ソレは小さい一人の人間が全世界を相手にして戦うコトができ、運命を征服でき、全人類を動かす自由と意志をモツコトができるというコト、又歴史は流れ動くモノであり、ケッシテ固定しているモノではないというコト、であった。人はただ自らを全人類に拡げさえすれば、デキナイコトがない事を私は教えられた。

『個人も国も他から孤立すればケッシテ幸福にはなれないのだ……』

ソレから私はアメリカ哲学に帰った。エマーソンはインドの聖者に似ていた。私はハジメテ、エマーソンが分かった。

『ホントーの人間は一つの秩序ソノモノ、国ソノモノ、時代ソノモノなのである。カレは無限の空間と時間と数を用いて、大きな世界をたてる。ソノために無数の人間が行進するのだ』

エマーソンは言った。

『原理において勝つのでなければ、ケッシテ平和（幸福）は来るものではない』と。

更には、同誌別項「カズンズとGOの対話」の中では、桜沢は彼にこんな語りかけもしています。O（桜沢）、C（カズンズ）。

「言葉の定義」と「スパイラルの画」の暗示

O カズンズ君、ボクは近ごろこんな公開状を書きました――『平和と自由の原理』の第四部の英訳（「公開状」を示しながら）、まず何よりもサキニ、私たちは重要なコトバの定義を決めておかないといけないでしょう？

C　その通りです。

O　で、私はまず次のようにAB二組、各十二語のコトバを取り上げたいと思います。

A—①平和　②自由　③正義　④記憶　⑤考えること　⑥本能　⑦真理　⑧我（人間、または　Ｓｅｌｆ）⑨幸福　⑩良心　⑪美　⑫善

B—①戦争　②政治　③ユメ　④同情　⑤意志　⑥感覚　⑦理論　⑧直観　⑨エネルギー　⑩合理性（宇宙、自由の斉一性）⑪勇気　⑫教育

そして「定義というモノの定義を決めるコトの重要性」を、GOが主張する。

C　全く同感です。私の書いたモノは、今あなたが言わんとされるトコロと一つです。これを見て下さい。

カズンズは持ってきたSRL八月六日号を開いて自分の書いたモノを見せた。その中に『平和とは戦争のないことではない』という風に、消極的に定義の定義が書いてある（別項『世界政府は出発点である』を見よ）。

O　オヤオヤ、これはオドロイタ。ナーンダ私のと、同じネライですな（ザット目を通して）、私は定義の定義をこのように決めたのです。

『モノゴトのオコリ、ナリタチ、アリカ、アリヨー、ワケ、ウツリカワリ、オワリ、アタイを、はっきりダレにでも分かるコトバで表わすモノ』と、どうです？（具体例は後述、筆者）

Ｃ　マッタク、その通りです。

この二人の対話はまだ長々と、当時の有名な雑誌『ライフ』四月二十五日号の巻頭に載っているギリズバークの渦巻きの数学的表現、即ち「あらゆる込み入った自然科学の数学的方程式」が、「不思議な、おもしろい、ユーモアたっぷりな、目に見えるカタチにして、自然と人間の本質」を芸術的に表現しているとの桜沢の賛辞を交え、以下、例えばハートの形やボイドのスパイラル、「無限の虚空への塔の橋」のこと等、いくつもの渦巻きにまつわる事例を上げながら、熱の入った解説がなおも続きます。

そして、桜沢自身がそのスパイラルの謎解きを二十年間もやって、「私が目に見えるモノにしようとしたのは、『自由とか平和とか正義』といった人間の根本問題で、ついに私はたった一つのウズマキの画を考え出したのです。コレに『宇宙の秩序』という名をつけたのです、イヤ『宇宙の秩序』が画になって出てきたのです」

つまり、前述のＡＢ二組のコトバの根本的な観念や原理を、

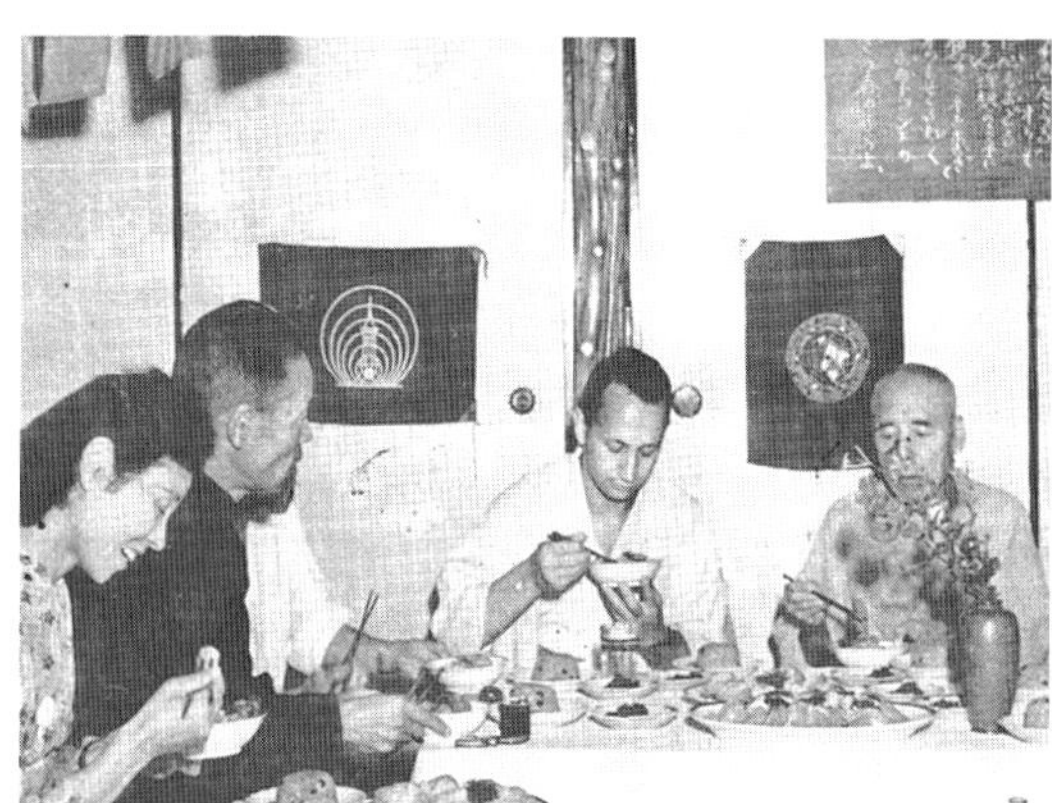
ノーマン・カズンズ（中央）来日　1948年　於ＭＩ

「ミンナ目で見えるコトに成功したのです」と語っています。

なお、これらノーマン・カズンズと桜沢の対話が、どこで行われたのかについては、次のような記録からそれを知ることができます。

× × ×

C（カズンズ）は真夜中に『I（イグノラムス）の家』を出た。ソレでもなお彼は、VIPに乗るのをためらうように、門でしばらく立ち話をした。
VIP車が、ヤミの中に消えてゆく。
『あえば別るゝサダメなり……』（の歌声、筆者補記）が、いつまでも夜の空に広がっていく……

O（桜沢）はイグノラムスの家に入ると、叫んだ！
ナーンダ！　アメリカ！
アメリカ！　と君たちは行きたがって、さわぐが、アメリカがやって来たじゃないか！

いずれもカッコ内文章は、上掲雑誌「SEKAI SEHU」No.18号8〜11頁よりの引用。

世界の知識人への「公開状」

さて、それでは次に前掲の「カズンズとGOの対話」の中で、桜沢が「ボクは近ごろこんな公開状を書いた」と述べていることに関連して、当時（一九四九年七月出版の）「平和と自由の原理」という彼が著した本の中から、第四部の２３１頁を開いて見ましょう。

まず頁の始めに、こんなサブタイトルがついています。

現代のこの地球上の思想や、技術や主義や権力のイタダキに立つ人々と『平和運動』の主唱者たちへの公開状

日本・J・ジョルジュ・オーサワ

そして、（この公開状をアインシュタイン、ノースロップ以下百二十人に送った）と記されていて、とりあえずは毛沢東、蒋介石等含めて五〇名程の名前が列記されています。

◆一体全体平和とは何か？（「公開状」より）

私は平和運動や、世界連邦政府運動や、国連や、ユネスコなどの目的を最も早く果たすタメには、先ずナニよりも次の如きコトバの定義をハヤク、今スグ、ハッキリさせるコトが大切だと思

う。そしてソノ定義は『ダレにでも分かるカンタンナ、コトバで、世界共通で、しかも万世に通じて不易、不滅のモノでなくてはならない』と思う。君はドー思うか？　コレラのコトバの定義をきめずに話をするコトは全くムダで、バベルの塔の惨劇の実演を続けるだけである。その惨劇ももう何千年か、久しいモノだ。

もし君が私とオナジ意見なら、君の定義を見せてほしい。そして私は私の定義を見せる。たゞし、私のは一枚のカンタンナ画だ。ウズマキ（対数スパイラル）の画だ。私はこの一枚の画で次の如きコトバのスベテを、説くばかりでなく、そのホカいろいろな、イヤあらゆるコトバの定義を示すコトができる。これらのコトバはスベテこのウズマキの画の上にカンタンナ直線か、点であらわされる一つの位置か、方向で、ツマリこの画は一つの座標系である。この座標系は全宇宙の秩序の精神的、抽象的、シエマテック、シンボリックな幾何学的スケッチなのである。ダカラ次の如き、平和や幸福の確立のタメに直接大切なコトバばかりでなく、専門的（タトエバ科学、エネルギー、……）、あるいは、あらゆる方面の大衆的（タトエバ富、道徳、性欲、食物、パン、物価、……の様な）コトバの定義をもハッキリ示す。クワシクハ私の説明を読んでほしい。しかし、先ず君の定義を、できるダケみじかいコトバで次の余白に書きつけてほしい。それから先を読んでほしい。

この地上に楽しいクニを組み立てる前に、定義をきめなくてはならないコトバ。

ＡＢ二組、各十二語のコトバ。（「言葉の定義について」（参照））。

※ウズマキ（対数スパイラル）の画など

なお、先の「言葉の定義について」の中で、重要な「定義の定義」について、要約した説明がありましたが、それを分かりやすくするため具体的なコトバの例をいくつか挙げてみます。

「定義はコトバなおしにあらず」

◆パンの定義

ドコから——小麦……原産地は冷帯。
ナニから——ガン水C、蛋白、脂肪、ムキエン、V、水。
ナニのタメニ——植物生理と動物生理の弁証法的展開のメカニズムの進行と人間の栄養。
ドーシテ——粉にし、ネリ、ネカセ、カマドでやいた。
ドコに——パン屋に、台所に、食卓に。
ナゼ——ひもじいから。自己保存本能と、種族保存本能から。
アタイは——（経済学的価値！——一〇〇g二四三カロリー、二十四円）。
生命の維持、発展。
ドコへ——口——胃——腸——肝——血——体——細胞（——WC）

オワリ――燃焼――CO、水、便。

以上の様なコトは、実はモットモットくわしく言える。(タトエバ「ドコから」についても、大地、日光、空気、水から――大地は天体から、日光は太陽から、太陽は……千冊の本にもなる位ある。トコロがこの太陽のモト、ハジメのハジメ、ハジメなきハジメが分からない。ここに一切のマチガイのモトがある)。が、今はカンタンにこれくらいにしておく。そこでコレラのことを一口にまとめて――

パンとは、小麦の粉をねってふくらまして、やいたモノで、一〇〇カロリー、十円あまりのモノ、人のカラダをもち続けるタメにカロリーと、灰分と、水分、ビタミンを供給して、ウエをいやし、CO_2と水になって体の外に出てしまう。冷帯地方民の主食の一つ。

ここでネンを入れておくコトは、『定義はタダ、コトバ直しではない』と言うコトである。タトエバ――

Ｐｅａｃｅ　とは平和である。平和とは戦争からの自由。

平和とは戦争なき状態。平和とはアラソイなきコト。

平和とは戦争、アラソイ、タタカイの反対語。

平和とは友好状態。ナドナド……。

平和とは、はじめて一八四三年にロンドンで開かれた会議がネライとしたモノで、一八四八年

～一八五一年の万国平和条約、汎アメリカ平和会議（一八九九年設立）、最初のヘーグ会議（一八九九年～一九一四年）、この万国平和運動の成果たる国際連盟、世界法廷、軍縮会議、……等一連の会議のネライとするモノ。ナド、ナド、……

と言った風の『コトバ直し』は、結局ナンノ意味もない。そんなのはクロス・ワーズやパズルみたいなモノで、イズレモ時間ツブシ、生命の浪費にすぎない。すぎし二世紀の間に、四百回も平和が会議されたという様なコトになる。

コレがスベテの定義がタンニそのモノ、コトのアリカや、アリヨーや、カタチや、それにからまるユメやネガイや、ハナハダシキは、そのコトバだけの説明にすぎないからである。

今一つ、タトエを取る——

◆オソレとは何か？

——キケンによっておこされる苦痛感、——キケン又は苦痛の認識、

——フカキ尊敬の念、——神への恭敬、——警戒、——ウタガイ、

スベテいかにもモットモらしいが、コレラも結局は、a部分的か、b表面的か、cアリ様か、dニタモノか、ソレラのe描写、であって、みなコトバなおしであり、或は学識の資本主義的デモにすぎない。

コレラ平和やオソレについての定義や説明に共通の欠点は、本質にふれていないコト、原因や

意義や、アタイを明らかにしないコトである。つまり『記述』ｄｅｓｃｒｉｐｔｉｏｎ　にすぎない。記述は写真の様なモノで、問題を長引かせたり、新たにしたりするダケにしか役にたたない。それを加工したり、それをタクサンあつめて家をクミ立てたりする素材。

科学や哲学はこの『記述』で、この記述が永遠に完成するモノでないコトは明らかである。（Ｉｇｎｏｒａｍｕｓ、Ｉｇｎｏｒａｂｉｍｕｓ）ナゼナラ、すべての記述は空間的、時間的な部分であり、しかもそのキソである空間と、時間（それがモノなる『モノ』を写し出す場）の本質や本体が分からないのだから。（人間の細胞や機関の一つをイカニくわしく記述しても、人間はわからない。人間が分からなければ、一つの細胞や、機関の一つの絶対値――本質、起源、モト、原因、目的、アタイ――は分からない。要は『人』とは何かというコト、少なくともその存在のイギが最初に明らかにされなくてはならない。）

つまり、人間観なるモノ、『人間の科学』なるモノがアレキシス・カレル、Ｆ・Ｓ・Ｃノースロップの如き人々が主張する様に、自然科学的、文化科学的な『人間学』を組み立てることが同時に必要なのである。哲学的、思想的、宗教的な世界観―宇宙観が組み立てられなくてはならない。つまり、弁証法的な宇宙の法則である。

言いかえると、これらの自然科学的、文化科学的、現代的な研究とは全く別な、もう一つの方面の哲学的な、精神的な宗教的な新しい一大研究がはじめられなくてはならない。

トコロガ、この哲学的なるモノが、現代の科学的な一切のモノにくらべるとオハナシにならないほどおくれている。ナゼナラ、現代哲学は科学のキソの上に打ち立てられようとしているからである。だから言わば、『現代哲学』は『科学の綜合』であり貸借対照表（Ｂａｌａｎｃｅ　Ｓｈｅｅｔ）である。私の主張したいのは、こんな科学的哲学ではない。

科学の世紀と言われる現代の不安と動揺をとりさるために、我々が必要とするのは科学の対蹠世界としての哲学だから、我々は、これらの総合科学とは全く別な哲学を要求し、探求しなくてはならない。ところが、この科学の綜合成果は西洋文明の成果であり、バランス・シートであるからその対蹠的世界は『東洋』である。

すべての大宗教は古い東洋に生まれた。すべての現代科学は新しい西洋に生まれた。しかし双方ともネライは人間の幸福（自由、健康、平和）である。だから、東洋の宗教は古い科学であり、西洋の科学は新しい宗教である。だから、この新旧二つの宗教の綜合こそ、東西共通の、たった一つの世界の学問であって、ソレコソ「人間の学問」、「全人類の学問」である。

◆私の定義

私の定義は（前掲「言葉の定義について」のＡＢ二組、各十二語、つまり）二十四のコトバに対して、タッタ一つ、一枚の対数スパイラル（ウズマキ）の画の中に示される。ソレは次の如きものであるが、ソノ説明は、ここにつけたＦ・Ｓ・Ｃノースロップ博士宛の手紙、六通（別項では七通、筆者）を見てほしい。（長文のためここでは省略しますが「平和と自由の原理」の１７７

〜229頁を参照して下さい。筆者）

シモンは『この第六信は発表しない方がいい。パズルをデュ・ボア・レイモンの『宇宙の七つの謎』から、現代のスフィンクスのアラユル問題まで、ミンナ説いてやってしまうコトになるならオモシロクナイ』と言った。私もソンナフウニ思うけれど、又タイムのＱｕｉｚをまねるワケでもナイが、Ｑｕｉｚとちがって、ドーセ分からない人には、ケッシテ分からない性質のモンダイだから、公開するコトにした。

◆平　和

平和はこのウズマキの示す宇宙の秩序（構造）を理解する人々には、永遠に（ハジメなきハジメから、オワリなきオワリまで）あるモノであるコトが分かる人の生活。

言いかえると――平和とは、第一から第六までの世界、相対、有限、コトの世界が第七の宇宙――絶対、無限、マコトの世界――の一部分であるにすぎないコトを――万人の様にボンヤリでなくハッキリつかんだココロ、精神、又はソンナ精神の人の生活を言うのである。

もう一度言いかえると――『平和とはマコトの世界をあこがれる人間のノスタルジャである』

いくらでも言いかえるコトができる。ドレでもよりどりー『平和とは、平和を知らない、したがって、求めない人だけのもつモノである。』

平和とはサカユメを見ない人、マサユメばかり見る人の生活である。

平和とは自分を知っている人の生活。

平和とはホントーの自由人の社会。

平和とは空気のようなモノだ。ソレは昔にもあったし、未来にも現在にもある。ケレドモ知らない人には、ケッシテ分からない。カレラは蛋白やビタミンを大切なモノだと思い、ソレラをうばいあい、殺し合いさえする。空気の方がソレラより、ヨホド大切なモノだというコトをしらない。

泳ぎのできない人が、暖かいフトンの中で寝ていながら、ユメで川に落ち、あわて、もがき、おどろく。ソコへ流れてきた木切れにしがみついた。ところがソコへまたダレだか知らないが、やってきて、自分と同じようにまたソノ木切れにしがみつき、お互いにソレを独占するために、ナグリアイをはじめる。ソコへまた第三人目の男がきて、またしがみつこうとする。

こうして三人が片手で木切れにつかまり、しがみつきながら、片手でナグリアイ、足でケリアイ、口でカミアイ、目でニラミアイするので、三人とも木切れもろともドンドン、ソコへしずんでゆく。ミンナ手をはなして、木切れなんかにしがみつかずにアオムケになって、ジーッとしていれば、浮き上がって沈みはしないし、イキもらくにできるのに……（下を向くからくるしいのだ。上を向けばラクなものだ！）

この三人のアラソイとシズミゆくアリサマが、この世の人間のクルシミ、モガキである。みんなヒトリデ、浮くことができるのに、ワザワザもがいて、もぐってゆく……力がつきるか、力をすてるか、カラダを水にまかせるかすればイイのだ。（ソレヨリ、イズレ、目がさめたら、『ワレ』

にかえったら、フトンの中にいるコトがわかるのだ！）

しかし、アラソイ、タタキアイ、コロシアイ、ニクシミアイ、いずれはモロトモニおぼれゆくクルシミをなめたり、死にゆくクルシミをしたり、死んだりしてゆくのもマタおもしろい。ナゼナラ平和になかよく、愛しあい、ダキアイ、いつくしみあいする人々も、この世ではやがては、キット死んでゆくのだし、死ななくてはならないのだし、そのアイも、そのコイ人も、そのナツカシイ妻も、家もトミも、力も、ミンナ、ハカナイ、タマユラノ、ユメなのだから、マボロシにすぎないのだから、……マコトはフトンの中にいるのだ。（キリスト教の大きな、とりかえしのつかないマチガイの一つは、暖かいフトンにつつまれているコトを、マコトと言わずに、『マボロシ』というコトバで教えたコトである。）

オソロシイ、ユメを見るのは、チーズを食べすぎたからだし、バカバカシイユメを見るのは、アイスクリュームを食べすぎたセイだ。楽しく、グッスリねこんでユメを見ないのは、正しい食べモノを正しく食べたからだ。

ユメは生理的現象である。現代の栄養学や医学や、心理学が他のスベテの現代科学の様に『人間』をバラバラにして、ムゴタラシイ生体解剖や、ツメタイ、クサイ肉のカタマリにすぎない死体として解剖した知識から、『人間』を人造しよう、造り出そうとしているからだ。人造の人間は人造バターの様にクサイモノであったり、体温ではとけないモノであったりする。

おそろしいユメを見ずに、タノシイ、オモシロイ、ユメを見たり、グッスリ、ヤスラカニ眠りたいなら、『正しい』食物、正しい『生命の原理』にしたがった食物をとるコトである。動物はミナそれを知っている。ノミもゾウも、おそろしい、イヤなサカユメは見ない。

イヤなユメを見ない様にすることも、ヤスラカニ眠る様にするコトもできないので、カルモチンの様な薬を用いるのは、月賦か、日掛けか、ナシクズシの自殺である。ウソだと思うなら、カルモチンを一ビン飲んでみるコト。

（以上カッコ内の文は「平和と自由の原理」の中の「公開状」２３２〜２４４頁からの引用）

「自由」について、「正義と真理と平和」についてと、この後七頁余りにわたって桜沢の説明は続きますが、あえてこの辺で紹介をとどめ、読者の方々の現実生活の中での取り組み、実践にお任せしようと思います。

それは何も遠い昔の本の中の話ではなく、現代の世界においても、これらのテーマは切実な問題として、我々に日々解決を迫っているからです。

次に参考までに桜沢の思索の跡（時系列的）を示すスパイラルの図、四葉を掲載しましょう。

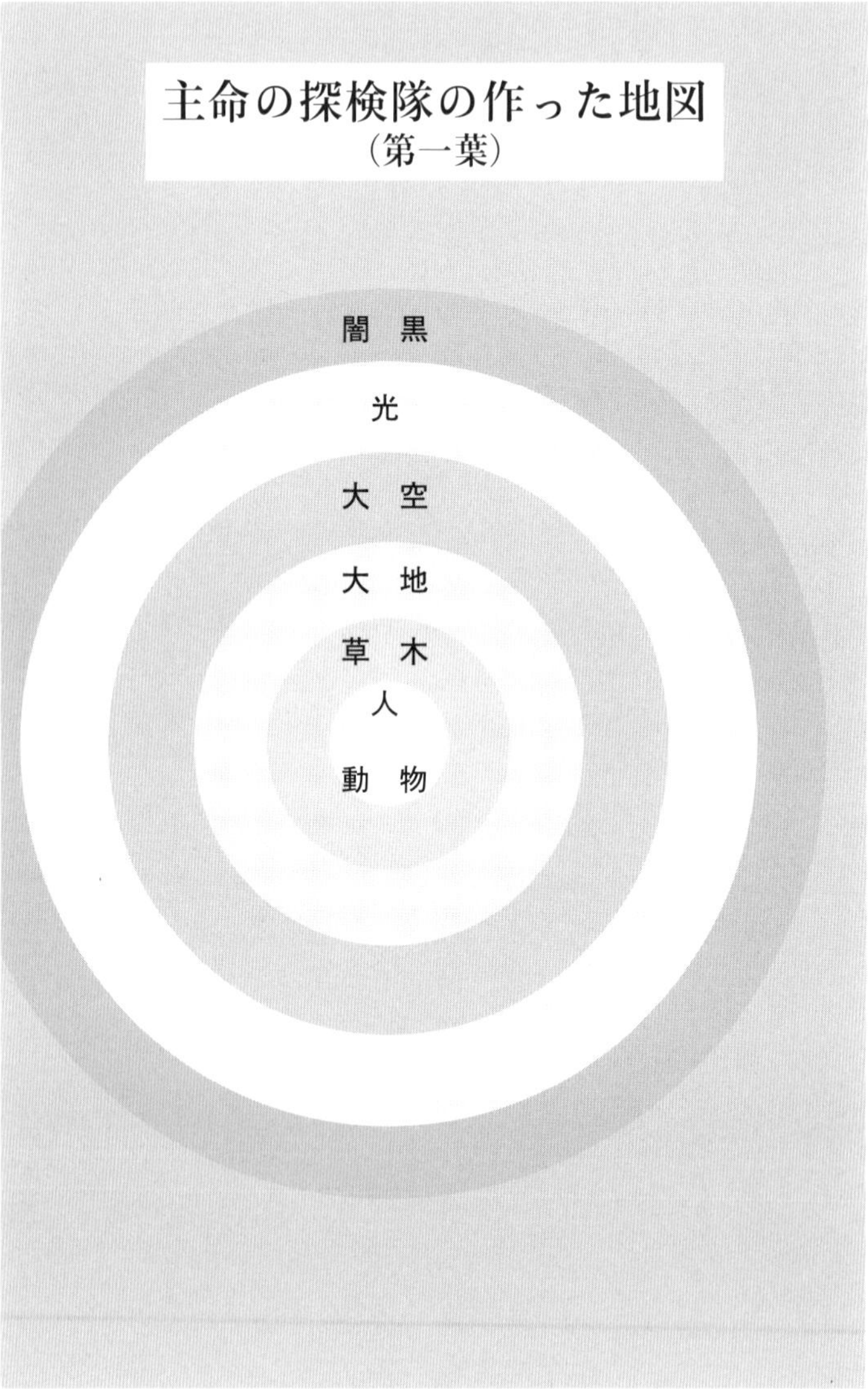

主命の探検隊の作った地図
（第一葉）

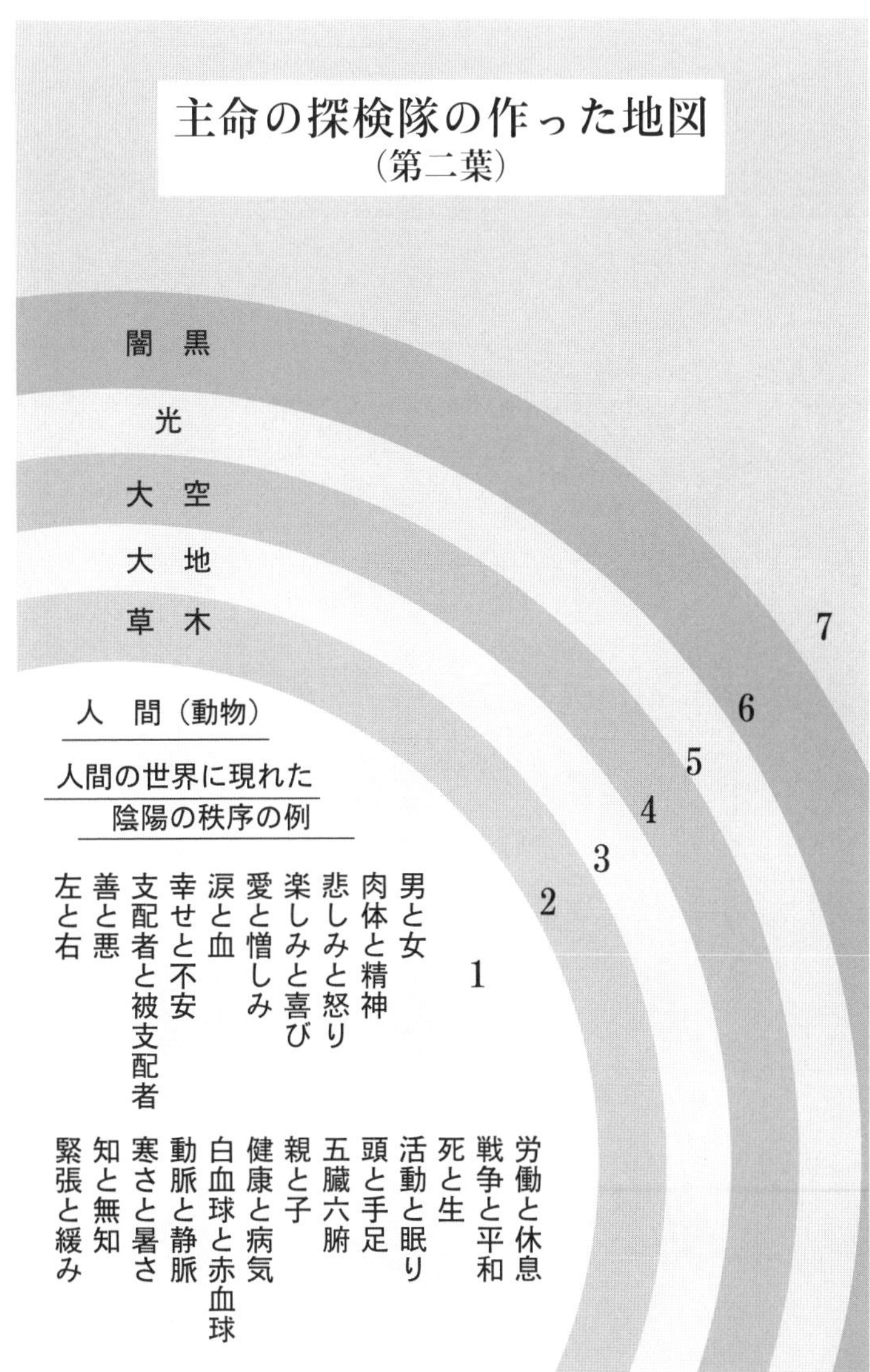
主命の探検隊の作った地図
（第二葉）
闇黒
光
大空
大地
草木
人間（動物）
人間の世界に現れた
陰陽の秩序の例
7
6
5
4
3
2
1
男と女
肉体と精神
悲しみと怒り
楽しみと喜び
愛と憎しみ
涙と血
幸せと不安
支配者と被支配者
善と悪
左と右
労働と休息
戦争と平和
死と生
活動と眠り
頭と手足
五臓六腑
親と子
健康と病気
白血球と赤血球
動脈と静脈
寒さと暑さ
知と無知
緊張と緩み

主命の探検隊の作った地図
（第三葉）

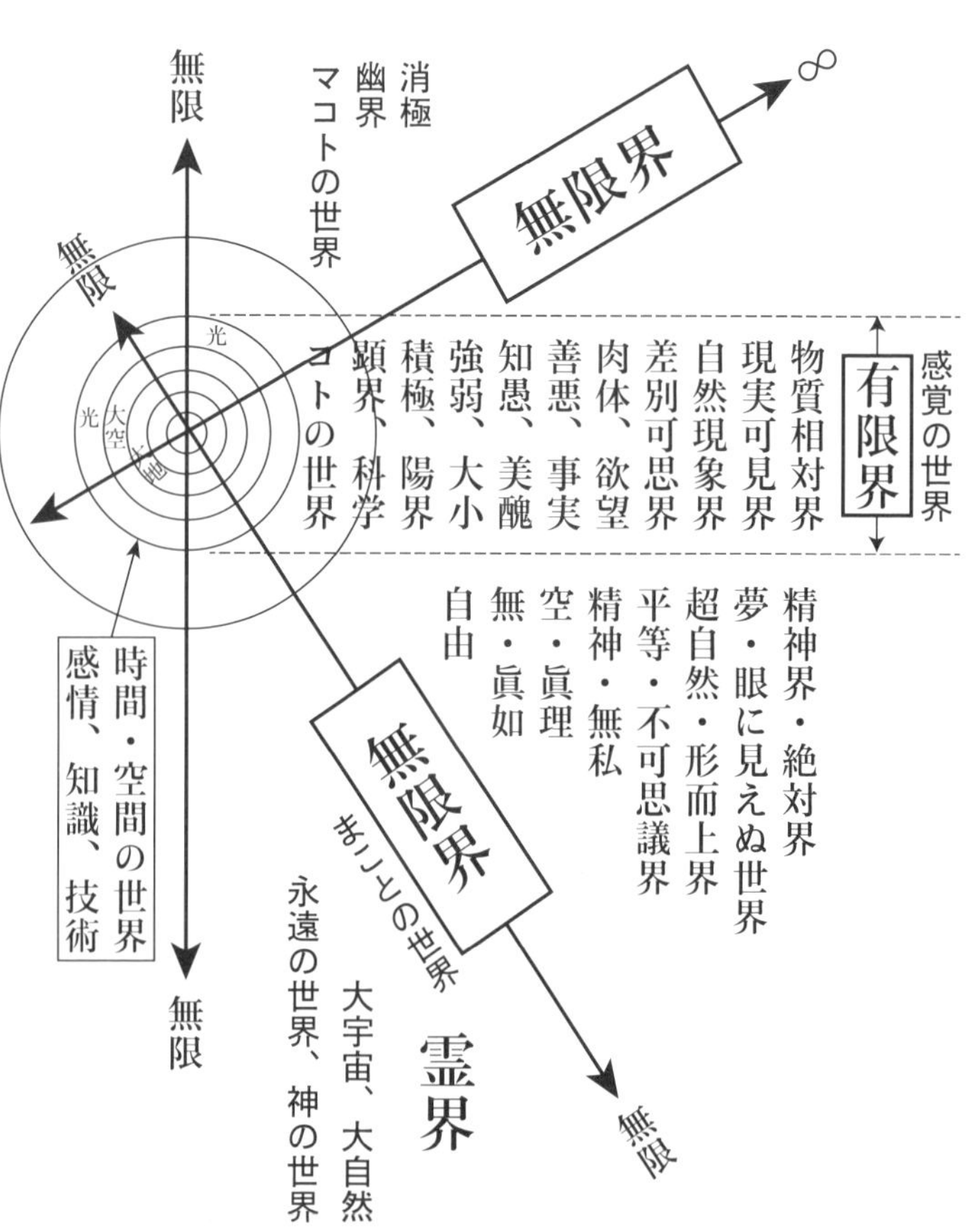

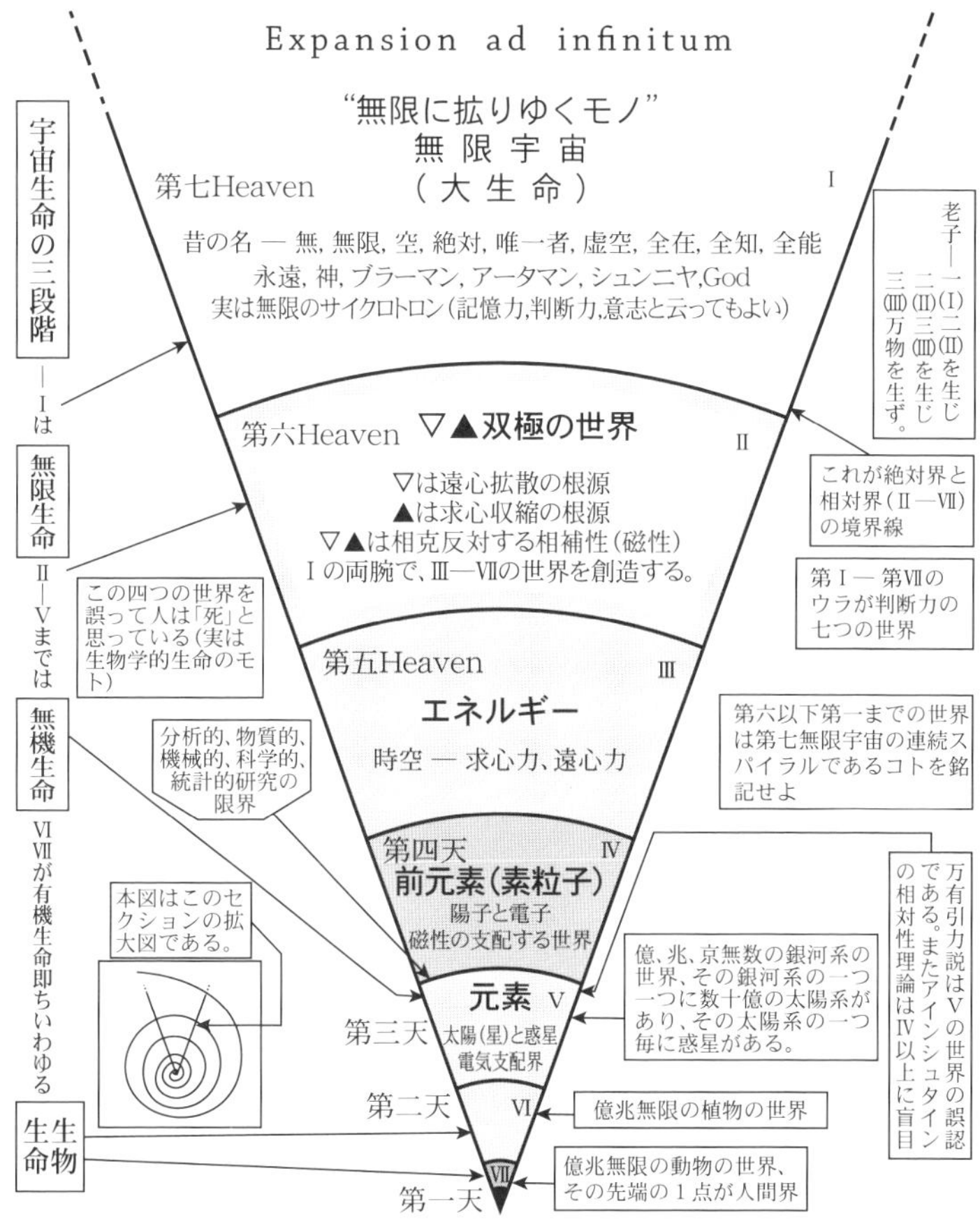
無限宇宙の対数的スパイラル進化の七つの段階を示す
宇宙の秩序（新版 — 英、仏文より訳）
Expansion ad infinitum
"無限に拡りゆくモノ"
無限宇宙
（大生命）
第七Heaven
I
昔の名 — 無, 無限, 空, 絶対, 唯一者, 虚空, 全在, 全知, 全能
永遠, 神, ブラーマン, アータマン, シュンニヤ,God
実は無限のサイクロトロン（記憶力,判断力,意志と云ってもよい）
宇宙生命の三段階
—Iは
無限生命
II—Vまでは
無機生命
VI VIIが有機生命即ちいわゆる
生命生物
老子 — 一(I)二(II)を生じ二(II)三(III)を生じ三(III)万物を生ず。
これが絶対界と相対界（II—VII）の境界線
第六Heaven ▽▲双極の世界
II
▽は遠心拡散の根源
▲は求心収縮の根源
▽▲は相克反対する相補性（磁性）
Iの両腕で、III—VIIの世界を創造する。
第I — 第VIIのウラが判断力の七つの世界
この四つの世界を誤って人は「死」と思っている（実は生物学的生命のモト）
第五Heaven
III
エネルギー
時空 — 求心力、遠心力
第六以下第一までの世界は第七無限宇宙の連続スパイラルであるコトを銘記せよ
分析的、物質的、機械的、科学的、統計的研究の限界
第四天
IV
前元素（素粒子）
陽子と電子
磁性の支配する世界
万有引力説はVの世界の誤認である。またアインシュタインの相対性理論はIV以上に盲目
本図はこのセクションの拡大図である。
億、兆、京無数の銀河系の世界、その銀河系の一つ一つに数十億の太陽系があり、その太陽系の一つ毎に惑星がある。
元素 V
第三天
太陽（星）と惑星
電気支配界
第二天
VI
億兆無限の植物の世界
VII
第一天
億兆無限の動物の世界、その先端の1点が人間界

ノースロップ著『東西文明総合原理』の解説

次に『平和と自由の原理』の本のはじめ、「第一部」の項に紹介されているFSCノースロップ博士著「東西文明総合原理」について、触れておきましょう。なにぶん桜沢のペンの走りは長広舌の観を呈するので、二つのセンテンス位につづめてお目にかけようと思います。

◆まえがき

『最重要の書』として第一回欧米図書翻訳許可を受けたエール大学ノースロップ博士の本書は、Ｎｏｎ――Ｆｉｃｔｉｏｎのベスト・セラーの一つとして、欧米の指導者階級の話題になっているが、実際この書はオソラク、マルクス『資本論』以来の最大の問題を起こす書であろう。

コレハ『史上空前の、又オソラク絶後』の大革命の原理である。

コレハ『東洋文明と西洋文明を打って一丸とし、平和と自由、幸福と健康にみちた人類最高の綜合文明を創り出す原理であり、世界観である。』

ノ教授は本書に於いてアラユル文明と文化の原理である哲学と、科学と、芸術を一切コトコマカニ検討し、世界制覇に成功した欧米キカイ文明、西洋文化の最高峰たる自然科学と、産業と経済社会機構をサラニいっそう高め、最高の完成を実現するタメニ、東洋の古き伝統精神、仏教、道教、儒教等の宗教と、感性的芸術の最高峰たる東洋芸術を取り入れなければならない必然性を力説する。四つの自由に加うるに『生理的自由』を提供するものである。

これは、人類最高文明の設計書である。東西両文明の要素たるアラユル思想と、アラユル技術の審判である。『平和と自由の原理』を発見する手ビキである。（後略）

目次

一　近代の世界　ソノ矛盾した性格――第二次世界大戦の特異性――新しき友好の必要――その方法と問題

二　メキシコのゆたかな文化　土人のメキシコ――スペインの植民地時代――フランス的十九世紀――現代のメキシコ

三　アメリカ合衆国の文化　植民地的背景――独立宣言――連邦原理――実業家の世界――ニュー・ディール――新しき価値の展示

四　英国デモクラシーのユニークな要素　ローマ的・中世的背景――チュドール王朝と英国教会――リチャアド・フッカーとアリストートル――ピュリタン革命（後略）

五　ドイツの観念論　科学的知識の本質――道徳的哲学――ドイツの自由の概念――史的弁証法――批判

インドにあたえた西洋の影響――インドの問題――中国及び太平洋諸島に於ける西洋の影響――東洋の近代の問題――神道と日本の国家主義――中国の国家主義と儒教的な家族制度――西洋の影響の永続性について――西洋科学の永続的価値

十二　根本問題の解決

根本的な問題――感性的要素と理論的要素との関係――東洋と西洋の融合――文化改造のシドー原理――「ワレ」の理論的性格――ロシアの共産主義と伝統的民主主義の綜合――人間的自由――人間の社会的本質――世界政府の哲学的基礎

十三　賢明なる実行案

理想に関する実在論（リアリズム）――平和の手段――芸術のユタカサのスペクトル――場の物理学の理論的要素――経済学と芸術

この本は十三章からできている。実にスバラシクオモシロイ本である。

しかし実に六つかしい本である。十年ぶりで戦後はじめて出た私のＰＵ大学の卒業生Ｇ・マルチン（前Ｄ地区司令官）でも、コレは六ツカシイと言ったから、ホントーニ六ツカシイのだろう。鈴木大拙氏は、この訳のコトをきいて『日本でノースロップをリカイする人は一人もあるまい』、と言われたと言うコトだ。この夏ハワイの万国哲学者会議に日本を代表して出られる鈴木氏でも、ソンナニ言われるホドだから、タシカニこれはムズカシイのだろう。しかし、私はコンナゆかいな本は、カレルの『人間この未知なるモノ』以来よんだコトがないと言うコトを、キッパリ言っておく。

私はこの原書が出るとスグ、著者と文通をはじめた。出版社からもノースロップ氏からも返事が来た。ソレデ本が手に入ると、訳出と出版の許可をたのむ手紙を出しておいてスグ訳にかかった。一九四七年十月のことである。トコロで、その後GHQの方針で、ホンヤクは一切GHQの許可が入要になり、許可をうけるためには入札と言うコトになった。これが一九四八年四月のコト。ソノ頃私の訳は大分進んでいた。

入札は時論の手におちたが、同社で私の訳を出してくれるコトになった。ソコデこの訳が世に出るコトになった。コンナ事を、カサネテ三度もかくワケは、私がイカニこの本の訳出をイソイデいたか、又ソンナニいそいだのはこの本がソレホド重要な、スバラシイ内容をもっており、この本の出版がオソラク敗戦国日本の、ヤミとインフレと、犯罪のアラシの吹きすさぶ、サムイ夜の空に木の葉の様にキリキリマイをしている人々――思想家、宗教家、指導者、世界人に、春の様なアタタカイ光と、力強い生命力を与えてくれるモノであるからだ。

この本は革命の書である。その革命は、人間の歴史がはじまっている以来ハジメテノ大革命である。

モットうまく表現するコトができないのがハガユイが、これはデカルトがハジメテこの世界を二分して、精神界と物質界にしてから見失われた精神界と物質界の間の扉をひらく革命である。精神と言うモノがナイとかアルとか、物質と言うモノしかナイとか、ソンナモノがナイことがない、とかいう長い間の対立した二つの見方の人々の間のアラソイ――これが、自由意志派と、決定論派の対立にもなり、生命論と機械論のアラソイにもなり、階級闘争も、社会革命も、世界戦争も、共産主義と資本主義の対立も生み出したのである。

今、ノースロップはこの対立の根本にトドメをさしたのである。歴史のハジメから二十世紀の今日までの、アラユル争いと、悩み、罪、悪と苦しみは、この物と心の根本的関係が明らかにされていないトコロに根をもっている。アラユル戦争は、結局のトコロ、『モノ』ほしさか、『モノ』のムサボリか、自分と言う『モノ』の力をふるいたいからか、『正義』や『幸福』や『自由』の『モノ』的表現を、完全なモノと思ったりしたから生まれた。今、ノースロップはソレを完全にといた。今こそ、人間は、歴史はじまってハジメテ、物質と精神にからまるアラユルまぼろしを理性の強烈な光でてらし破って、人類にはじめて『マコト』の宇宙と人間の本質の確実性と真実性をにぎらせようとするのである。

彼は宇宙を一つの大きな実体と見、そのヒロガリを連続性（一体全体性）The all embracing continuum と言い、ソノ中のモノ（物質）をこの連続性（一体全体性）の分化の相 determinate differentiated continuum にしかすぎないと言う。この連続性の分化相を見る能力をカレは、a感性的（aesth etic）と、b理論的（theoretic）の二つに分ける。そして、この感性的に感知されるモノを　aesthetic component of things in nature「宇宙の感性的構成要素」と言い、理論的に認識されるモノを　theoretic component of all things in nature と言う。この二つの構成要素が口絵のジオルジイヤ・オキーフイー女史のスバラシイ作品『抽象第十一号』（American place所蔵一九一六年作）の『感性的要素と理論的要素の単一性』である。私はこれをマルチン君から見せられたときトビ上がるホドよろこんだ。東洋哲学を私の指導で三年ミッチリやったマルチン君も、これを見てウレシクテウレシクテたまらないと言う。私たちはそれから四か月間、彼が日本を去る日まで、毎日の様にこの本と、この絵について（ナゼナラこの絵が、この本のタマシイであり、これが東と西をむすぶカギなのだから）話し続けた。今、彼が去ってから六か月になるが、今も尚私たちはこのカギとその使い方について毎月一、二回、長いながい手紙のヤリトリをしている。これは東洋精神、東洋哲学の最高の極致に近い。老子の『一、二を生じ、二、三を生じ……』のスガタなのである。こんなスゴイ、東洋独特と思われる世界観のスケッチが日本にあったか？　これは霊と肉の肖像である。こんなオモシロイ画（まま）ケッシテほかにあるまい。これが東洋でなくてニューヨークで出たからステキである。日本人にでもドーカと思うが、これがノースロップを引き付けたのだからスゴイモノである。

以上は、ノースロップ著『東西文明総合原理』の翻訳者の立場から、その内容のあらましを解説した桜沢の「平和と自由の原理」からの引用、紹介です。何分、原書そのものが大書であり、その翻訳もGHQの翻訳許可の問題、又日本の出版社との関係から、二年待ち三年まち、最終的には五年経ってようやく出版の運びとなった問題の本と言われています。もちろん、これらの作業は桜沢一人の努力だけでなく、はじめは十七人の人が関わり途中から六人のメンバーによって監修されたと、桜沢は記しています。

いずれにしても桜沢のこの本に対する執念は、「私は本書を五十七日間寝どこにも入らずに急いで訳したのである」との記述の通り、強烈な思い入れがあったことに間違いありません（最終的には一年かけて四分三を桜沢が担当した、筆者註）。

分冊で出版されたこの訳本（三冊）には原題の上に赤文字で「東洋と西洋の会合」と印刷され、さらにその下には、桜沢如一・田村敏雄共訳と表記されています。それは戦前、中国でカレルの「人間この未知なるモノ」を通しての二人の出会い以来、田村の大きな協力と今回の翻訳についての力添えがあったことを慮っての配慮と思われます。

なお訳者としては、「家と言うものを死ぬまでもたないときめている」自称「コスモポリタン」の桜沢の他、左の人達が記されています。

岡田、牟田、石川　大倉精神文化研究所々員。

山口　清　（PU名ジョン）U・S・AのDrew大学とEmory大学出身の牧師（メソジスト）でドクトル（医）、現在は興農公社渉外課長。

岩村　政民　慶応大学工学部の科学者で現在は、Coca・Cora社の日本工場の若き主任科学技師。

下里シモン（校閲・校正を担当）ピアニスト――作曲家。サワ・ヒロシは詩人、二人共スバル社同人で、私と今『宇宙の秩序』というシンフォニー（第一）を共同制作中。」

等の人物が挙げられています。

ここまでの桜沢による「東西文明総合原理」（＝東洋と西洋の会合）についての紹介と解説では、ノースロップ教授が西洋人として稀に見るすぐれた東洋文明の理解者であるとの賛辞に満ちています。しかし、一九五二年一月一六日発行のアメリカの雑誌「ライフ」に掲載された彼の「アジアの精神」（九か月間にわたる南アジアと中近東の研究旅行の結果を書き下ろしたもの）を読んでの桜沢のコメントには、かなり厳しいものがあり、西洋人を理解する上では大変参考になる一文でしょう。

ちなみにその一文は、はじめ「Le Compas International」（月刊　英文欧米思想評論）No.35号に桜沢が書いたもので、その全訳文が『有用の無用さと無用の有用さ』――木はその実によりて――との表題で一九五二年（昭和二十七年）八月発行の日本版「コンパ」No.64号誌上の1～42頁にわたって掲載されています。長文のため割愛させて頂きますが、ぜひ一読をお奨めいたします。

では最後に、桜沢の次の言葉を記してこの項の締めくくりとします。

トモカクこの本で一等トクしたのは私ではないか、と思うホド、私はイロイロなコトをこの本で教えられた。モット私に時間があったら、もっと分かりやすくしたいと思うけれど、一日も早くこの『最重要の書』をデキルダケ多くの人々に知ってほしいので、出版社へまわした。ソレニこれは、あの難解な『資本論』の様に今後、タクサン解説や注釈が出る性質の本でもあるから。ソレデモ私は大ヘン努力した。まず私がツネニ『思想的、精神的資本主義のブルジョワ』とよぶ人々の本の様に、大学を出なければ、専門家でなくては分からない様なムツカシイ、コトバと文字（レヴイ・ブリュールのＬｏｗ　ｏｆ　ｐａｒｔｉｃｉｐａｔｉｏｎ＝キツネなどの『乗りうつり』を『関与の法則』と訳出している様なのは、ソノいい見本の一つである）を用いないことにした。

私は自分の本をかくときには、カン字を四百以上つかわないコトにきめている。（実サイ、「就いては」を「ついては」に、「若し」を「モシ」にするコトにドンナ不都合があるか）。

モシ利があるとスレバただ思想的資本主義者にダケであろう。私は四十年も前から、つまり一六、七の頃からヤマトコトバのヨミガエリ運動をはじめた。ソレはつまり日本で最初の　Ｂａｓｉｃ　ｌａｎｇｕａｇｅ　運動だった。むろん、田中館、田丸氏らの日本式ローマ字運動にも参加し今もナオ続けている。文字やコトバをやさしくするばかりでなく、私は分かりやすい文をかく事にした。

この本でも右のネライをツトメテ失わない様にしたが、読者が指導者階級ダカラ、と言うのと、本書の性質から、ヤムナク、少々ムズカシイ字とコトバを用いた。しかし文はできるだけヤサシクした。この種の本では型ヤブリだろうと思う。ムロン私は意訳に最大の力を入れた。

（以下、後略。ここも「平和と自由の原理」16〜17頁からの引用）

閑話休題6

十、卍、✡——PUの対数　スパイラル（七つの渦巻き）について

一つの反射を考えて見よ。百億分の一ミリほどの眼底の映像——それが間脳を経て、大脳皮質の百億の細胞の幾百か幾万かに伝えられる。ソレはモー画面ではなく電波である。しかしその電波や、ソレを映写（テレヴィ）する皮質が君ではあるまい。それが精神や判断力や『我』でないコトは君も認めるだろう。それは物質である。その物質が判断を下すのだと（仮に唯物論者、十八世紀の機械論者の言った様に）認めても、そのメカニ

ズムが分かるまい。仮にそのメカニックを君が説明できても、ドオシテ判断するのか、そのメカニズムや、死人の皮質が判断しないと言う事実を説明できない。ここに生命と言う三十万年来のナゾ、物質と精神と言うナゾがその恐ろしい顔を出すではないか。しかし、『宇宙の秩序』の対数スパイラルの図は、ソレを即座に説き明かす。PU対数スパイラルで、最高判断力（第七）が無限ソノモノ、宇宙ソノモノであるコト、（人間は『内なる精神』をもっているのではなく、精神（無限）が人間をもっているのだというコト、心が肉体の中にあるのではなく、肉体が心の中にあるというコト）を教えている。ソレを素直に受け入れ、三十万年来の全てのリーダーの大マチガイ（心は肉体の中にあると言う思いチガイ）をアッサリ投げ捨てた人、私の二十年説明し続けている『宇宙の秩序の図』一枚をソノママ、ソックリ童心で受け入れた人は、本能や直覚や学習の迷路からハルカニ脱出している自分を発見している。心が肉体の中にある、と言うのは絶対が相対の中にあると言うナンセンスに等しい。

ドイツ版の『リーダイ』（雑誌）に『脳はナとカの電池』を発見したオーギュスタン（PU名）は即刻それを訳し、その盲点をつき、イヨイヨPUの優越を悟り、イヨイヨ世界革命の冒険に武者ブルイを禁じかねていると言う覚悟をそえて空送してきた。宇宙の構造を完全にイトモ簡単に示す対数スパイラルの図を唯一のコンパスとして、未知の世界に勇ましくまるでトム・ソーヤーの様に突進して行く我が子の姿を瞼に描く光栄とヨロコビはこの世のモノではない。アヴェリーヌの様に苦しみの最少線にしがみついている娘は、オーギュスタンほど私に長い間ギューギュー苦しめられていないので、ムリもないが、それでもこの七つの輪、対数スパイラルだけはもっているハズだ。私の六十一年間の発見、発明、創作はこの一枚の画に十二分に表現されている。それは十や卍や✡の様に全世界を征服したモノの新しい表現である。しかも十や卍がもっているスタィテックなウゴキや、動のナサを蟬脱している。たしかに✡は十より説明的である。そして卍は✡より進歩して流動性を示している。しかし七つのスパイラルの輪の優越の前では、太陽の前のローソク位である。数万年の昔（モヘンジョダロやハーラッパの発掘を見よ）に十や✡を発明した名もなき青年は、私であったのだ。だから私はソレを訂正し、改正し、進歩せしめるコトができたのだ。（そして私は君だ）」

（「コンパ」No.95～96号、

「本能と教育について――新しい教育の指導原理――⑭」40～42頁より）

巻2・第四章　参考資料

「ノーマン・カズンズ」一九一五年六月～一九九〇年十一月没

アメリカ合衆国ニュージャージー州生まれのジャーナリスト。一九四二年から一九四七年まで評論誌「サタデー・イブニング・ポスト」の編集長を務め、当時二万の発行部数だった同誌を六十五万部まで伸ばした。一九四九年には広島を訪れ、原爆投下の惨状を視察、帰国後ルポルタージュ「四年後のヒロシマ」を発表し、アメリカ国内に衝撃を与えた。

これを契機に日本基督教団広島流川教会の牧師、谷本清らと共に「精神養子運動」（原爆孤児のため米国人が精神的な親として、年額二〇ドルの養育費を四〇〇名からの孤児たちに支援すると言うもの）を開始。他にケロイドを負った若い女性たちへの義援金を募るための活動、その他ヒロシマの人たちへの心温まる支援活動を行った。一九六四年、広島市特別名誉市民に推挙され、一九八七年には第一回谷本清平和賞受賞。さらに二〇〇三年には広島県の記念公園に、ノーマン・カズンズ記念碑が建立された。

氏の著書には「笑いと治癒力」（岩波書店）と「続・笑いと治癒力――生への意欲」（岩波書店）、その他がある。

（ウィキペディア　参照）

「自由と平和の原理」桜沢如一著（ヨコハマ・コーホク・ヒヨシ）

一九四九年（昭和二十四年）七月　コンパ出版社（神田神保町）発行者佐藤登

「西洋文明の意義・東洋の伝統文化」（分冊①）Ｆ・Ｓ・Ｃ・ノースロップ著　桜沢如一・田村敏雄共訳

一九五三年（昭和二十八年）一月　「コンパ」No.69号に併禄

世界政府協会（東京都渋谷区代々木西原）出版

「東洋文明の意義」Ｆ・Ｓ・Ｃ・ノースロップ著（分冊②）桜沢如一・田村敏雄共訳　右同年「コンパ」No.70～71号に併載

「根本問題の解決・東洋と西洋の調和」（分冊③）Ｆ・Ｓ・Ｃ・ノースロップ著　桜沢如一・田村敏雄共訳

世界政府協会（「まえがき」と「あとがき」にも、日付はないが、出版は前二書、同年と思われる。）

第五章

夢と詩と情熱の世界――ＭＩ時代(前期)

――戦後に於ける桜沢の活動記録　その4

ＭＩ（メイゾン・イグノラム）は一九五三年三月、
横浜の日吉から東京の代々木西原に移って来ます。
それまでの五年間（日吉時代）、台所事情が厳しくなる中で、
ＭＩ研究生たちはＷＧ（「世界政府」新聞）の販売に苦闘、
桜沢は獄中で痛めた身体と経済的負担を強いられながらも
著述活動や人材育成に情熱を傾け
欧米各国に研究生を派遣するようになっていきます。

横浜の日吉時代（前期、一九四七年末〜一九五二年三月）

第二次世界大戦後二年程経った一九四七年（昭和二十二）の末から二十七年三月までの五年間が、MI時代の前期と言えます。

筆者などは、MIが日吉から昭和二十七年四月に東京渋谷区代々木西原へ移転した四カ月後に発売された『永遠の少年』という本を高校の恩師から頂き、それをキッカケにPUを知りました。その後『無双原理・易』や『宇宙の秩序』、『バイキンの国探検』、そして『健康と幸福への道』（改題『新食養療法』）などを読み、すっかりその新鮮な世界観に魅了されました。

何度かMIに通い、桜沢先生の講義や外での講演も聞きました。それから約一年半後の十九歳の夏、家人の反対を押し切って出奔、ついに憧れの代々木西原のMI入所を果たしました。

MIに入ってからは、とにかく「コンパを読め！」の先生の言葉（インドからのMI生に対する通信）が、印象的でした。

ところで日吉時代、ある「コンパ」の読者が、

「君は世界一ゼイタクな男だ。自分の日記を六、七万円もかけて、月々印刷している」

といったと言いますが、それに対して、桜沢はこのような言葉を返しています。

ホントーニそうだ。ケレド、私はこの家に集まり、出入りする数十人の青年の、のびゆくアリサマを、人々に知らせたくてタマラナイ。Ｃｏｍｐａは私の日記と言うより、手紙だ。日記通信だ。これは新しいジャンルのＯｒｉｇｉｎａｌな、生きた大きな長編小説だ、登場人物は数千人になる。ケレドモ、モーあまり毎日特ダネニュースが多くて、トテモかき切れない。

(新版「コンパ合本No.５」の１４５～１４６頁。旧版「コンパ」では昭和二十四年九月一日発行、29～30合併号の65～66頁)。

それでは次に、これらを証明するような当時(日吉時代)の記事やエピソードを、いくつかお目にかけしましょう。

「メイゾン・イグノラムスの日記」より

◆新しい兄弟(桜沢記)

はじめてＷＧ(世界政府新聞)を売りに出た女学生、Ｖａｌｅｒｉｅ(19才)がヨコハマの公園で、うらぶれている浮浪者のムレの中の一人にＷＧを売りつけた。家もないような人々には、ＷＧを貸して読ませるＶのやり方はオモシロイではないか。スルトこの青年は『日本語ワカリマセン』と言った。ソレデモ彼女はナントカ言って、一部を売りつけ『私たちは世界政府をつくるアソビ、Ｇａｍｅをタノシクやっています。Ｍａｉｓｏｎ　Ｉｇｎｏｒａｍｕｓにアソビにいらっしゃい』と言った。

　青年は仕事が見つからないし、家はないし、金もないし、メアテに上京して来た友の行方はワカラナイ。

　十日もシゴトや友を探したがモー万策つきて、公園で日向ボッコをしながら、Ｊｕｍｐして飛び込んだ人生と言う大海のヒロイゆく手をボンヤリ見つめていたトコロだったから、サッソクＭＩにやってきた。ロメンやアルフレッドとハナシテ、泊った。朝、江藤、太田両氏が出かけたアト、タノシイ朝ゲのテーブルでアルフレッドが紹介した。この青年の名は　Ｔｏｍｙ　Ｔａｇｕｔｉ。

　百二十年も前、タミーのＧｒａｎｄ　ｇｒａｎｄ　ｆａｔｈｅｒは熊本の城主の娘にコイをしたが、Ｒｕｙ　Ｂｌａｓとちがって失敗。追放、亡命—海をこえて、山にわたり、大小（大きな刀と短刀のこと、筆者註）をすて、ツイニ大きな貿易商になった。その孫の孫のタミーは、七才のときから英語をならった。母はＫｏｒｅａｎ。だからカレの英語は、全くスバラシイ。

　カレは自由人Ｇａｍｅをやる、ナカマニなりたいと言う。この『我知らずの家』のサダメは、ミナＯＫした。十月生まれの▽だけれど、ハッキリしている。

　ソコデ私は一つ条件をつけた。『今日から君はミンナニ話をするとき、英語で話さなくてはいけない。』『ＯＫ、じゃ、ジョージ（桜沢）も英語で話かけてほしい』ＯＫ！　ＯＫ！

ソコデ早速、第五号（世界無銭旅行学生団々長）が英語でやりだした。ソノおもしろさは、ペンではかけない。日本学生代表の英語は大したモノだ。この英語でＡｍｓｔｅｒｄａｍへ出かけるというイサマシサに、私はスッカリうれしくなった。（サア、一か月でＰＵ式英語上達の秘伝トラのマキを、もたさなくてはナラナイ）。

（上掲同誌、新版「コンパ」No.５の１４３〜１４４頁より）

◆「サーナ」の生まれ（桜沢記）

「サーナ」（一九四七年七月創刊の医学評論誌、筆者註）が生まれると、Ｄｒ、Ｃｌｅｍｅｎｔと保健婦Ｅｌｉｅ（エリー）は太田先生と竹内博士と四人で、矢野政務次官に会いに行った。（Ｄｒ、Ｃｌｅｍｅｎｔとは、河内クレマン医師、西原時代に世界政府・真生活協会の理事長となった人物　筆者註）。

矢野次官は同夫人（秘書）と共に四人を迎え、イロイロおもしろいハナシをかわし、大いにげきれいした。四国の田舎生まれのエリーは、生まれてはじめて、次官にトートーと二〇分ばかり熱ベンをふるった。

ソノ夜、Ｄｒ、Ｃとエリーは国際親善病院理事長森氏とＹＭＣＡ理事長ハタ氏を訪ね、イロイロ打ち合わせをしてから「サーナ」数百部をもって、大阪の断食部隊の応援に出かけた。

大阪から丸山博士と一緒に広島―別府。Ｃはユネスコ大会に出るタメ、八日からきていた。大会では大分ユネスコ代表として（エリーは愛媛理事長菱田氏代理として）大いに熱弁をふるい、迎賓館で市長や、国際病院長や、ユネスコ会長らにカンタイされた。コノ会長ハタ氏（ＹＭＣＡ）がシモンやシモーヌの親類で、シモンはその家族の長年のピアノの先生だった。世の中はセマイモノだ」（上掲同誌、新版１４４頁より）

（丸山博士は、森永ミルク砒素事件の時、活躍した公衆衛生技官・阪大教授。また、古くからのＰＵの同志であり、桜沢の奨めでアーユル・ベーダ医学の紹介に努めた人物です。筆者註）

ひたむきな新聞売り子

次に若いひたむきな新聞売り子が綴った詩と日記（昭和二十六年八月「コンパ」単本53号、64頁より引用）のページを開いて見ましょう。

「チエ子の詩」（二十三篇の中から）

必　要

私が皆に必要なのは嬉しい。
私が必要のない人間なら、ドンナニたいくつするでしょう。
私が必要のない人間なら、私は生きているコトがおそろしい。

役立ち、求められ、愛される人でありたい。
常に向上し、人々に役立ちましょう。
常に新鮮で、人々に愛されましょう。
何事にも努力するコトを惜しまなかったら、
決して不必要な人間になりはしない。
どの様にササイナコトにも、真心と誠意をこめたなら、
どの様に身にあまるコト共にも、真心と誠意をこめたなら、
役立たぬハズがありません。
モシ役立たぬなら、それは何かゞ足らぬのです。
常の努力が真心が、大変なまけ者になっているコトのおしるしです。

おしゃれ

清潔と云うことは　美容の第一条件ですけれど
その上おしゃれと云うことを　私は好ましく思います
身だしなみは自己のためであり
おしゃれはおうおうたれかのためなのです
ある人の為により美しくありたいと　願う気持ちからでしたら

何とほほえましいことか
その美は心根の美しさと共に　光り輝くことでしょう
さわやかな微風の如く草花の香をすら　ただよわす事でしょう
誰かのために　おしゃれが出来たら　幸せなことです
対しょうの無いおしゃれですら　幸せなのですから……
なぜって　その中には永遠に変わりない
心の青春がやどっていますもの

アグネスの「新聞売娘の日記」

Ｄｒ、Ｒｅｎｏｉｒが、ラッセルがきこえるのでトテモ心配したのに玄米とタクアンだけでＷＧを売り続けるＡｇｎｅｓの日記。

６・14　午後の二時頃まで、体の置き場が無い程苦しかった。それから一時間程眠って起きたら、頭痛と寒気が止まっていたので驚いて飛び起きた。気分は普通の常態に戻っていた。ＷＧ売りに出たが、咳が出るので困った。しかし、体は大変爽快で嬉しかった。（ただし大きな息はつけない、ごくゆっくりとしか歩けない）帰って驚いた事は、石の様になっていたおなかが柔らかくなって平常に戻っていた事と、喉の渇きを忘れていた事だった。今日一日二百匁の雑炊と一合のお茶を飲んで一度もトイレットに立たなかった。体中の全細胞がどんなにこの突然のスコールを驚喜してくれた事か！　私は涙が溢れて止まらなかったと共に、このＭＩに来て病気になった誰よりも深いつみと無知の悲しみを味わった。

6・15　お茶はどうしても欲しくなかったのでとらなかった。咳の出る度に背中が非常に苦しい。天候が悪いせいか病気は又逆戻り。頭痛と寒気で一日中悩まされた。ただし食事は非常においしい。固い玄米飯か生玄米が欲しいと感じるのは、又心の病気が頭を持ち上げて来たためか、体の細胞がもう水分を要求しなくなったからか分からない。少し横になったら顔が腫れた。お話が出来ない程、唾液が流れて来る。又一日中鼻ばかりかんでいた。

尊敬するパパにこうした罪の数々を書く事は、私にとって耐えられない程恥ずかしい。これは私のゴーマンさから来るものなのか。パパの大切な時間を取る罪をお許しください。

6・16　元気は割に良かったが、少しの振動も体中に響いてたまらないのでそろそろと歩く。咳が出てお話が良く出来ないので休み休みＷＧを売ったが、何時もの様に百部出たので嬉しかった。

6・18　パパ、今日は本当に有難うございました。何時も私は見捨てられるので無いかしらと心配でたまりませんでしたので、とても安心しました。午後、新館で青空を眺めながら床についていますと、世の中の刻々と変わって行く情勢が、病人でとがっている私の神経に特別するどく感じられ、たまらない気がしました。午後から熱が九度近く出ました。病気からの熱でなく、あまり泣いたので出た熱だと思いました。コーレンを一合頂きましたら、咳が殆ど止まりました。それで夜はとても楽でした。

７・６『先生によろしく』今日、WGを売っていましたら、百円札を無理に押しつけて、『先生によろしく申してください』と言った人がいました。名前はどうしても教えてくれませんでした。毎日の様に私はペール（桜沢先生のこと、筆者註）の偉大な陰の力を見ますが、今日も又見ました。こんなに人々から慕われているペール。そのおかげで馬鹿な私までこうして見知らぬ人から愛される有難さ、勿体なさ。もう少しもう少しと思いながらWGを売っている中に、とうとう見つかってしまった。これで注意を受けること三度目と言うので、警察に引き渡された。もうその時は終電の時刻が迫っていた。

『もう帰れないヮ、十一時五十九分の終電迄に三分しか無いんですもの』と思わず私が言うと『エッ、それは大変だ』と言うので五、六人のお巡りさんが総掛かりでWGをかたづけ、私に持たせて『さー早く早く、早く帰りたまえ』と外に押し出す。夜更けに道を走り続け、電車に足を掛けたとたん発車。心臓が苦しくて目がくらみそうだった。

その時、電車の中から美しい美しいメロデーが流れ出て、私を思わず生き返らせた。ああ、今日は楽しい面白い一日だった。

私は二丁余りの道を走る事が出来る様になった事が、とても嬉しかった。そして、心から神様に感謝した。

7・21　アリガタイ人々　大森の駅、全然見知らぬ四十歳位の男の方が『貴女が渡航なさる時、私がお金を出したら貴女はそれを使ってくれますか？』

私は余り突然だったので、言葉の意味がのみ込めず、ポカンとしていた。その方は笑いながらもう一度同じ言葉を繰り返されたので、私は言った。たった一言『勿体ない事です』。けれども今考えて見ると、その方のコトバは大変深いイミをもっている。これは田舎くさい、こましゃくれた女の子に、すぐ出て来る言葉ではない。逆に私だったら一片の同情心だって湧いて来なかったろう。

私は毎日々々、どうしてこんなに偉い方々にお眼に掛かれるのかしら、今日も『早くパリに行ってください』と言われて、九十円のお釣りをどうしても受け取られなかった方や、『パリ行の旅費に』とおっしゃって十円下さった方があった。何と有難い心を持った人々の多い事よ！

7・28　川崎から南武線の終電車に乗り込んだ。

この時、始めから大声で歌を歌っていた若い二人のＧＩが、つかつかと私の所に進んで来て、持っていたＷＧをいきなり取り上げ、不器用な手つきで数え始める。『ホウテイ、ＯＫ』と五百円札をポンと投げ出し、電車のお客様に全部配ってしまった。相当に混んでいたこの車内は一時騒然、『何、世界政府？』ガヤガヤワイワイ。三人は注目の的。私は恥ずかしいやら嬉しいやら、五百円札をしっかり握ったまま、上を見たり下を見たり。二人のＧＩは嬉しそうにニコニコ笑って、再び歌を歌い始める。……と言う様なわけで今日の売り上げは百八十部。今日GIから頂いた百円と、見知らぬ方『何時も熱心にご苦労様』とおっしゃって下さった百円と、他に十円ずつ二十円、合計二百二十円も頂いた。別れてしまえばそれっきり、何処に行ってしまうかも分からない私に対してこの様にお金を下さり、激励して下さる方々が毎日である。もうそのお金が千円に近い。勿体ない様な恐ろしい様な気がする。

パパ、私は一体このお金をどうしたらいいのでしょうか？

この後、アグネスの日記は7・23～8・3日までのアト・ランダムな5日分、10頁程の読み応えのある記述が続きますが、気になる8・3日の中から「MIの現況」について触れた短い一文があるので、それを抜き書きしてみます。

今はいいが、このままで行ったら、パパが去られたこのMIはつぶれる。如何にして建てなおすか、その方向と方法を私は知っている。それは私にとって大きなハンマリングである。出来るかどうか、とに角ぶつかってみる事だ。

そして、「ウソは何故ばれるか」、「最も罪の深いウソ」などと言うような暗示じみた言葉が、ただそれだけ綴られています。

全国ＰＵＣ会長会議

こんな状況の中で桜沢の奮闘は続けられて行くのですが、やはり彼を悩ます問題は、実は以前から持ち上がっていたのでした。

一九四八年十月十八、九日、一泊二日の全国ＰＵＣ会長会議が鎌倉で開かれ、桜沢がその会議に出席する前に、次のような事項がすでに決まっていたのです。

①『コンパ』をもっと万人むきにすること（ヤサシクかくこと）。
②家庭、子供、婦人むきにすること。
③もっと安くすること。
④余りオーサワの色が強すぎる。
⑤外、一条

しかし、桜沢の考えはこれとは全く逆方向でした。桜沢は自分の気持ちを、こんな風に述べています。

私はアキレタ。これでは『コンパ』を続ける方法の研究ではなく、『コンパ』を改造する会議だった。▽ばかりのアツマリだからムリもない。昨日コレをシモンに話したら、彼は大いに笑った。『コンパ』をもっと高級にするコト、モット深めるコト、一般普及宣伝は我々が引き受ける。ジョルジュはもっと大きな、フカイ、六ツカシイ問題をやれ、全世界に呼びかけて、第一線に立てと言うべきだ、と言った。私も同感。（いい原稿をあつめたいが、金がたりない。セメテ月一万円でも原稿料が出せたらいいのだが！　一般人向きも、家庭向きも、女性向きも、少年少女用も、病人向き医学コンパも出したい。いいマネージャーと資金がほしい）。

ソレニ「この五か条が聞き入れられないナラ、五人の委員は手を引く（アトはドーナッテモヨロシイ）」と言う、但し書きまでついていた。

私はアキレタ。協会は収入が月一万五千円平均で、支出は『コンパ』だけで平均八万円だから、毎月赤字、本年度七冊として合計五十六万円。三十八万円不足。（原稿料月六万円、年七十二万円はモチロンもらわない。だから私の本年のアソビ代は百十万円だったワケ）十一月号は右ＰＵＣ会長会議でトドメをさされ、サジをなげられた。

帰ってから『地方のモノは大いに意気込んで数千円もかけて、出かけたのに一向、この事業の発展について分担する仕事がもらえなくて、残念だった。本部は▽である。』と言う様な手紙が数通来た。正にその通り……この責任はマルシャルにある。しかし、この事業の経営、というモノはそんなにムズカシイものである。（私はよく三〇年以上も続け、年々大きくして来たモノだ、と自分ながら思う。）マルシャルがナマクラなのではない、仕事の性質、事業経営、ビジネスが、カレには向かない性質なのだ。

トニカク、私は会長会議に来た人たちに何と言っていいのかわからない。一人もこの事業をしょって『マルシャルをたすけてやろう』とトビ出す人がなかったのである。十一月号が來なくても、諸君は不平は言えない。私にして見れば三十年も手シオにかけた子をヒトリ立ちさせてヤレヤレとよろこんだが、ヤハリ私の手をハナレルと、スグだめになるのだ、と言うコトが分かった。しかし、もう二度と私はソンナよわい子をとり上げ、たすけてやる気はない。

私は『コンパ』をモット高級なモノにしたい。もっとフカイ、専門的な、革命的なモノにしたい。モット大きな、モットおもしろい、モット、スバラシイモノにしたい。八千万人の中に八千人位はPUのリーダーがあったっていい。一万人にたった一人だ。二十三億中に二千三百人でもいい（百万人に一人）！『新食養療法』を出したとき会員は七千人をこえた。（PUのタクサンある生物学的応用の一つ、医学のソノ又四〇四分の一、ゼンソクの治し方だけでも、ウマクやれば一億円位はラクにもうけられるのに！ コレハ一体ドーシタコトか⁉）

私はしかし、モット大きなアソビにとりかかっている。だからコンパの友と別れるのはツライけれど、ナグサメはある。

会議に出なかった人々の中には、モット真剣な、闘士、この世界一の、前人未到の、空前絶後のオモシロイ、スバラシイ、ボロイ、真理の普及と言うアソビに一生を、命を投げ出す人があるかもしれない。ソレが出てこない限り、協会は、コンパ出版権も、三百万以上の資産も、版権五百万以上ももっているけれど、コノママおしまい。まことに『ハジメあるモノに終わりあり』である。日本には、こんなアソビ（世界中、歴史の上でこれ以上おもしろい幸せなアソビは断じて、ゼッタイニない）のために一生をなげこむ人がないと言うコトが、実は日本が亡びたホントーのワケである。

その後もシビアな経済事情の中で、桜沢の出版活動は続いて行きます。しかし、幸いにも翌年には状況が一変、明るく好転して行くＭＩ活動の様子が、彼自らが綴った（旧版「コンパ」一九四九年、昭和二十四年三月発行の）『メイゾン・イグノラムスから』という一文の中に描かれています。

Dear Compas、Reader

私はナント言ってこのヨロコビを、このウレシサをつたえたらいいのか分からない。一九四九年の正月は、私にとって全く、より新しい、より幸せな新年だ。

昨年末、私たちはドンゾコにいた。リマは毎日かけまわり三十年もトラの子のキモノも、道具も、ユビワもミンナ二ソク三文で売ってきた。借金もできるだけした。アテにしていた一部の会員が、お金を返してくれないからである。私はフシギに思っていた。私たちのお金を返してくれない人があるのがフシギでならなかった。しかしソレが分かった……。

一月になると、毎日々々、全く思いもかけない会員諸君から三枚、五枚カワセや電信カワセがまいこんできた。トートトー二十三日には二十万を突破してしまった。都会でこそ千円や五千円はナンデモない金だが、ソレラノ人々にとっては、粒々辛苦の大金だ。中にはカワセをくむために三里も五里も山を下らねばならない人もある。

一〜三日のワカレの集まりに来た人々も、一万円以上おいていってくれた。イグノラムスの家の子たちも、行商（『健康と幸福への道』と『世界政府』と『クララ・シューマン』と納豆売り）やら、借金で四万円も集めてきてくれた。送金してくれる人のうち三分の二は、『貧者の一灯』としてくれ、と言う人々だった。中には『本とタイプはハナシテハイケナイ。本は保存してＰＵ文庫にしてほしい。だから一口で買うという人があるのなら、私はキケンしてもいい。ソノ時は何かに使ってほしい。』と言う人々もある。

八十に近く、病床でねている粗岳老師まで送金して下さった。コレには私は、ムネがふさがって、イキがとまってしまった。

金がなくて、品モノや食品を送ってくれた人もある。

『私の地方の各部落は、三部ずつＨＨが行き渡りました』と言ってきた人もある。

ある日のサムイ夜明けに『私は金がないが、家宝の雪舟を三本もってきた。これを一時利用してくれ』と言って来た人もある。

トニカク、二十万円も集まってしまった。

私は分かった。こんなに私を、ＰＵを思っていてくれる人々があるのだ。私は世界一のコジキだ。

（中略）

私はドーしたらいいか。私は次のような方法をとるコトにした。

一、本をできるだけ買い戻して送る。

二、これらの人々をこの新しい家に招待して、特別なＰＵ研究やゲームをやる。（三月末か四月）

三、ノースロップと私の討論（それはマルチンとの九十六時間連続不眠討論よりはフカイ、大きな世界を展開するだろう）が始まったら、オブザーバー・トクベツ招待券をあげる。

四、ＰＵネームをあげる。

五、このメイゾン・イグノラムスに何日でも滞在して、楽しいアケクレを、共にする様にまねく。

六、この家のオモシロイおもしろいロシヤ語講座と、タノシイ、ワライのバクハツする英語講座も、無料聴講券をあげる。

七、フランスのブロン社発行の仏文『花の本』も、利用できる人にはあげる。（売ってもいい。ＵＳ人や外人にやってもいい。一千円以上に売れる）。

八、『クララ』と『ＨＨ』の特別製本をあげる。一冊ずつ。

九、『無双原理の研究』叢書の第一期第九篇から四期第二篇までの六冊、永久保存用特別上質製本一組をあげる。（これは戦前に、特別に印刷し、製本しておいたモノで、今はゼッタイにできない。リマが一九四五年一月、妙高の「ハマノヤ」荘のウラの二丈六尺の雪の下の物置のツケモノやミソの大樽の中に隠して、特攻隊の目をウマウマとのがれるコトに成功したという、想い出のフカイ深いモノ。

十、『コンパ』の1〜6の、合本の上製をあげる。

十一、近く出る美しい絵本『フリップ物語』と、その別冊『フロク』を各一冊ずつあげる。

十二、同じく印刷中の、ノースロップ著『東西両文明の総合原理』（解説）特別製本をあげる。

十三、オノゾミなら、時間のゆるす限り、私とリマが出かけて行ってタノシイおハナシと、ＰＵ料理の集まりもひらく。

十四、ノースロップとフリップ、デニスの写真がきたら、フクセイしてあげる。

その他、何でもオノゾミに応じる。ナド、ナド、ナ、ド……（中略）

トニカク、私はうれしくてタマラナイ。こんなにもこの世はタノシイものか。こんなにもタクサンたのしい、うれしい、友があるのか。私はソンナ人々のためなら、何でもしたい。

君たちのオカゲで、私はアタタカイ室を一つもらった。ノースロップも歓待できる。タクサンの友を歓迎したり、泊めたりできる。

この新しいメイゾン・イグノラムス（「我知らずの家」）は、毎月人口がふえてゆく。もう十一人になっている。ケレ共まだまだ泊れる。地方の諸君、モー東京見物も、お伊勢参りもなくなったのだ。一年に一回か、一生に一回のタノシミの旅の目的地を、この『我知らずの家』にして、ドンドンやって来たまえ。Ｙｏｕ ａｒｅ ａｌｗａｙｓ ｗｅｌｃｏｍｅ！

研究生よ、来たれ。日本を去る前に、ホントーにしっかりした人を十人位のこしたいと思っているが、まだ見つからない。（後略）

そして、最後にこの「メイゾン・イグノラムス」への、ユニークな入所資格と条件がこと細かに述べられています。

アベリーヌの渡米

新しいメイゾン・イグノラムスは、ＰＵを思っていてくれる人々のおかげで、「一九四九年の正月は、私にとって全く、より新しい、より幸せな新年」になりました。そこで桜沢は、「ホントーにしっかりした人を十人位のこしたい」との思いを実行に移します。

波乱の生活環境の中で生まれ、育まれて行ったたいくたの研究生の中から二、三の人たちの姿を、紹介しましょう。先ず、「アベリーヌの渡米」から……。

サー、出かけよう！　アベリーヌ
サー　出かけよう！
旅のしたくが出来た。

二枚の下着のいらない　したく。

柔らかい　草木の芽が
すっかりひらいて　ミドリにみち
さみだれに　とけて流れそう ──

サー　出かけよう！
黄色の陽ざしが　照ったなら
キリット　わらじはきしめて！

六月のある朝、ＧＯはリマのススメでアベリーヌの渡米に同意した。チョードこの朝、彼女はこの詩をＧＯ（桜沢）に出した。前もって話し合ってもなかったのに、何たるフシギ！　この朝、アベリーヌはＧＯになっていたのだ！

彼女は6月25日、神戸発コロナ号（デンマーク）で渡米、ニューヨーク、ミチオのモトに落着き、行く行くはパリで落ち合う予定。ニューヨークやパリの街頭に、ＷＧを売る彼女の姿が見られるのも、もー間近かだ。

（一九五一年＝昭和二六年六月発行「コンパ」単本No.51号、表紙の裏頁より引用）

もちろんこの決定の背景には、アベリーヌ（横山）の新聞売り子としての並々ならぬ努力があったことが、次のような「コンパ」（単本№53号の最後の頁の表紙の裏）の記事から、窺がい知ることができます。

ＭＩではカヨワキ少女部隊が、ケナゲにも（ＷＧを、補注筆者）一日平均八〇〇部以上街頭で売っている。君のカクトクする会員の数は君のＰＵ理解の程度を示すモノであり、幸福のバロメーターでもある。切に君の奮起を望む！　タトエ５人でも、10人でも！　君の行動半径の拡大のタメに、君の自由のタメに、この平和にして自由なる世界政府樹立のゲームをスポーツとせよ。（宣伝用新聞は申し込み次第急送す）

アベリーヌは一日三五〇部のレコードを作った。昨日大阪のＮｉｌｌｅ（一九歳）は、三〇〇を突破した。先日Ｓｉｄｏｎｉｅは東京海上庶務課長に面会し、一時に二〇〇部かってもらった。銀行、会社、学校、役所等をネライにするのもよろしい。（後略）

それからこの51号の第1頁には、ＭＩ研究生の素晴らしい二つの結婚式が紹介されています。

◆アルカンとダービンの結婚式（一九五一年五月五日）

彼ら二人の為に、ＧＯ夫妻が午後になると所帯道具探しに何日も楽しげに出かける様子が描かれ、また仲間たちからのたくさんの祝いの言葉が、17頁にわたって述べられています。なお一年前（一九五〇年五月一日）に行われたベルタの結婚式については、こんな風に記述されています。

この日空はうららうらと晴れわたり、若葉風がこころよかった。ＭＩの庭には真っ赤なツツジと真っ白なツツジが、ことさら新緑に映えて美しかった。

参列者は来客の方も合わせて三十七名、元満州国の教育司長から、昨日フイにとびこんできたロッキー少年（12歳）に至るまで、ミンナあちらこちらから集まった魂のお友達。結婚の費用十二万円の大部分は、パパとリマが出した。アースが蒲団とキモノを沢山贈ったのを始めとして、このＭＩ人の有形無形のマゴコロの贈物によって、不可能と思われた結婚式が遂に実現された。コンナ結婚式は見た人があるまい。トテモ私のペンでは写し出せない。ただ記録だけ……。

式は九時ちょっと過ぎ、一同着席して、ユーラの開会の挨拶に始まった。歓迎の歌の中に新郎川口清治君（川口トシ子女史の実弟、筆者註）は田村先生に、新婦ベルタ（小倉とみ子）はグリーンの新調の洋装も鮮やかに、リマに付き添われて、しずしずと式場に入る。

（新版「コンパ合本」№6、２３８頁より引用）

春の陽ざしを浴びて、いかにもＧＯの満足そうな顔が浮かんできます。

日々ＭＩ生の指導の傍ら、千客万来、慌ただしい生活の中で、時系列的にはこの「ベルタの結婚」の半年前、「一九四九年十二月一日、私は第七天から次のような特別電話をきいた。これはクリスマスの大きなプレゼントだ！」と言って、桜沢は次のような宣言文（旧版「コンパ」一九五〇年3月発行36号、50頁より引用）を書いています。

新しい学派の宣言

新しい学派をつくれ。新しい学派はスベテのフルイ学説や学派を統一する。

ANS（A　NEW　SCHOOL）、新しい学派は人と自然と、その起源と関係を探求するのに全く新しい方法を用いる。この全く新しい方法と言うのは、コノ世で最大のシケン管を用いるコトである。スナワチ宇宙を一つのシケン管として用いるのである。この管はコノ世でモットモ大きく、無限であるから、イカナルモノをも入れるコトができる。——タトエバ「人生」、「社会」、「政治」、「歴史」、「天体」、「思想」、「宗教」、「科学」、「哲学」をソノママ、ソックリ全体入れるんだ。これまで化学や物理の小さいシケン管に入れた元素や、化合物は言うまでもない。

このシケン管の特徴はソレが大きいので、ケンビ鏡、分析、反応、分光器などのデリケートな方法を用いる必要がない。肉眼で十分見える。しかもこのシケン管は大きいから誤差や見落としが殆どない。

ANSは分析にたいする反動的な反蹠的な総合ではない。ソレは一体、全体、絶対、超越、一切包含、一切肯定である。だから片よりと言うモノがない。何モノをも排斥しないし、否定しない。一切にその座標系を示す。これは二〇世紀でハジメテのココロミである。

ＡＮＳは参加者に次の資格を要求する。

『他人の言うコトによってうごかされたり道徳や宗教や法律でしばられたりする人々、ツマリ何かを信ずる人』は入れない。

考える人、ナニモノをも信じない人、これが唯一の条件である。

そして桜沢はこの宣言の後、「説明」としてアメリカ大陸発見の旅を例えに、明確な世界地図とコンパスを持って出かけた場合の便利さと、近視眼的な部分部分の情報だけを頼りにして出かけた時の違いについて語っています。

部分をくわしく知るためには近代科学的な道具が大変役に立つ。分析研究には科学の方法がゼヒ必要である。しかし、幸福とか、真理とか、正義とか、自由とか言うモノは全体であり、完全であるから、ケッシテ部分を対象とする分析の技術や科学の方法では発見できないモノである。知識でさえ部分の研究からはケッシテ完成するモノではない。ナゼナラ部分は完全の一部分なのだから、完全や絶対や全部を知らないモノには、ケッシテ完成するコトはできない。

さらに桜沢は、「クレド人になるな！　考える人間になれ！　考えるコトとは　カミ（に）カエルコトである」というコトバを、我々に対して投げかけています。

「GO・一〇〇一夜物語」について

この項の最後に、無双原理を理解するための格好の読み物について、若干触れておきたいと思います。これらの物語は、いわゆる桜沢の代表的な『無双原理・易』や『宇宙の秩序』といった本格的な研究書と違って、その応用編としての、おおむね短い箴言風の物語です。

その「はしがき」に、桜沢はこんな由来のコトバを記しています。

この太平洋を舞台とするスゴイ大戦争が終わったコロ、一人の若いGIが、US軍の占領したある島にきて、深い山奥にかくれすんでいた一人の仙人（老哲学者＝つまり桜沢本人、筆者註）を見つけ、『魔法のメガネ』の作り方と、使い方を身につけるタメに三年間仙人のモトにいた間のGIと仙人の対話のキロクをまとめたモノ。

さながらGO編「アラビアンナイト千夜一夜」の新版といったところで、その最初のハナシは「打撃王　ルー・ゲーリックの病気」というものです。

ある日ＧＩはヒコーキで、この仙人を町へつれてきた。そして『打撃王』の映画を見せた。ソレカラあるトコロで（サトーを入れずに）おいしいコーヒーをのみながら、二人はハナシをした。

――ナゼ私の国（アメリカ）では、医者も医学者も、専門病院も、研究所もタクサンあるのに、ルーの神経痛を治すコトができないんでしょう。ナゼ、一人くらいアナタの様に食物で病気を治すモノがいないのでしょうか。イヤ、食物からスベテの病気がくるのだ、というコトを発見したモノが一人もいないのはオカシイですネ。イヤ病気ドコロではない、生命さえも、思想さえも、食物からくるのだ、という大きな事実がナゼこんなに分かりにくいのでしょうか？

――ホントーにおかしいネ。ワシもソレをフシギだと思うが、しかし、考えて見るとこれは三十万年来ダレも気がつかないコトだからムリもないヨ！　しかし、オモシロイ画だった。心臓と神経痛だろうが、ソレはよく分ったネ。原因は？

――モチロン、成功するにつれて、映画には少しも出て来ませんが、宴会、美食がすぎたので、ソレが原因となったのです。

――ソオ、ＯＫ！

――その美食の中に▼性なモノが多かったのです。タブン飲み物とクダモノでしょう。

（後略、新版「コンパ」合本№5、81～81頁より）

この後、いくつもの読み応えのある著書の一部が掲載されています。

たとえば『近代兵器と自由人』の著者、ヴァヌヴァ・バッシュへの英文公開状とされる「武器いらぬ人」など。

この著書のはしがきにある「オワリのコトバ」の一文はふるっています。

武器を必要とする人々、科学を武器とする人々、世界政府をさえ戦争を防ぐための武器とする人々、さては宗教をさえ敵をタオスための道具とする人々よ、諸君はスベテ武器を必要とする人々である。武器を必要とし、武器からの自由なき人はスデニ敗北者である。古色蒼然とはしているが数千年前の東方の『平和の技術』、孫子らの兵法やら、さらにソノ源泉たる老子の思想を、しばしとり上げて見たまえ。ソレは、砂漠の中から掘り出された数千年前の大建築の廊下の壁の彫刻のカケラよりは、深い意義を君に語るであろう。これが分からなければ、世界政府はおろか、いかなる小政府も、一個人の生活の政治も成立するものではない。

（新版「コンパ」合本No.6、188頁より引用）

なお、ついでながら桜沢が毎号読んだ本を「コンパ」誌上で紹介、コメントしている「心の食堂」の頁にも、興味尽きない読みモノがあることを、参考まで読者の皆さんに付言しておきます。

閑話休題７

『エレホン』物語と『モニコド』について

まず『エレホン』（不思議な国の探検記）について。

そもそもこの本がイギリスの思想家、小説家として名を馳せたサミュエル・バトラーによって発表されたのは一八七二年、彼が三十七歳のときでした。

それまでの彼の足跡を辿って見ると、二十頃まではケンブリッジの聖ジョンズ・コリジを卒業して、父親が牧師であったことから当然その後を継ぐものと、親からも又周囲からも期待されていました。しかし、牧師の見習いのためロンドンに出て、実際に貧民街の中へ足を踏み入れて見ると、様々な矛盾と疑問にぶち当たります。ついに彼はキリスト教そのものへの疑問を抱えたまま僧職に就くことが出来ず、その頃イギリス人の注目を集めていたニュージーランド行きに興味をもち、牧羊の仕事に従事することを決意します。

そして一八五九年（二十四歳）のとき、キャンタベリ・プロヴァンスに移住、「この僻遠の地で羊を飼いながら本国以来持ち越しの宗教上の疑問、又当時新たに出たダーウィンの『種の起源』を読み」、「科学上の発見を喜び」ながらも、「それに基づいて更に自分のオリジナルな思索を進めて」行きます。彼が植民地滞在中に、当地の『プレス』という新聞に投じたものの大部分の書き物は、進化論に関するものであったと言われています。

さてこの本の内容について、訳者の山本正喜氏は

「異国見聞記の形をとった物語で、宗教、教育、進化論、親子関係、機械文明と人間等、彼が一生の問題としたあらゆる問題についての見解を、或はそのままに、或はアイロニーと風刺をもって、書きつけたものである。」（以上、短いカッコ内の文章は岩波文庫版『エレホン』の訳者、山本正喜氏の序文『サミュエル・バトラーに就いて』より引用しています。）

と、さりげなく述べていますが、しかし、この作品が単なる空想小説としての意味合い以上の深い内容を示唆していることを、彼もおそらく感じていたのではないでしょうか。

その点、桜沢がPU的な観点から論述している内容の捉え方は鋭く、私たちに多くの示唆を与えてくれるものがあります。次に桜沢が要約した物語の荒筋と解釈を辿って見ましょう。

「故国をすてて遠い未開の植民地についた二十四歳の青年が、二、三年羊飼いをしてから、ある日万年雪を頂く遠い山脈の彼方へ冒険旅行をこころみ、山の彼方のスバラシイ、秘密の国を発見した。彼はソコで大切な、しかし囚人として取り扱われ、まずエレホン語を教えられる。この国では時計や蒸気機関が、太古の発掘物のように博物館に入れられている。つまり高度の機械工業文明が、完全に葬られたらしい。

彼が日曜を安息として静かにしていると、看守の娘イラムやその他の人たちは彼が病気なのだと思った。この国の人は宗教を知らないので、彼が日曜には聖歌しか歌わないのをふしぎな、周期的な病気だと思うのである。

或る日、彼が風邪を引いて、いくらかあまえる気分でイラムに訴えると、タチマチ叱りとばされた。その結果、この国では病気になると言うことがヒドイ罪で、不道徳だとなっていることが分かったのである。ただ風邪を引いただけでも、人は重い刑を受けねばならない。フシギな事に叱られると、風邪が一片に治ってしまった。彼と同じ監獄に二人の罪人が入っていたが、二人とも病気のために重刑、長期の禁固と労役をうけて毎日セキをしたり、ウメキ声を出したりしながら労役していた。

彼は語学がうまくなった。毎日、彼を珍しそうに見物に来る人がふえた。彼等は男女とも、単純で、快活で、自己没却と温和、すぐれた美しさ、明るさをもっていたので、ダレでも好きになれた。三か月で彼は牢屋を出され、王室でたいへんなモテナシを受けた。

健康で頭が良いと言うので、年金をもらうことになった。首都へは一月以上の旅だった。汽車が数百年前に禁止されていたので。

首都で知り合った上流の人たちは、たいてい大学出で、学位を持っている人たちだった。大学は『不合理大学』で、最高の学位は『仮説法』。彼はそれらの人々からイロイロな事を学んだ――昔この国では病人やミニクイ人を山奥へ捨てたコト、不治屈託病院というのがあること、機械工業文明は四百年程前に偉い仮設学博士が出て、『人間を不幸にするモノ』だと主張し、その主張が一般に承認され、二百七十一年来の発明になる機械工業はスベテ廃棄されたこと（彼が時計を持っていたことが、没収された後でも、相当問題であったのはこのワケ）大腸カタルや腸チブスがこの国では最も重い罪である事、人は七十歳前に少しでも不健康になると裁判を受ける。六十五歳以上で目や耳が弱くなった人は罰金になる。サギ、強盗は病院へ送られて手厚い看護をうける。上流の人々が不道徳なことをすると、丁度英国で病気になった時の様に、人々に知られ、皆に見舞いに来られる。人々は道徳的な犯罪はスベテ何かの環境の不幸が、原因になっていると考えているのである。

さらにオドロクベキ事は、この国ではアラユル不幸、不運、虐待、災難（スベテ聞く人を悲しませること）、ことに親友が死んだりすることは肉体的犯罪以上に処刑されることである。つまり、『私は胃が悪い』という事は『胃で犯罪を犯した』という事になるの

である。」また、

「エレホン人は死を病気ほどオソレも、キライもしない。彼らは『見えない世界』へ入らないものを、まだ『生まれたことがない』のだとする。彼らは『見えない世界』(第六感の世界、霊の世界、マコトの国)に入ったモノだけを生まれたものとするのだ。だから、この国に生まれないものは死んだ者同様に考えられる。ソンナ人が死ぬのはセイゼイ流産位に考えられ、別に悲しまれはしないのである。むしろヨロコビだと考えられている。」

「仮設学というのが最高の学問になっている。『すべての知識はセマイ、アサイ、小さなものであるから、広大無辺な、無限の可能性のある見えない世界を見る(第六感)を与える』ことが必要である、というのがこの仮設学のネライになっている。不合理大学では『ワカラナサの足りないモノ』が落第させられる。印刷物、本なんかに対する不信用さが足りないので、多くの学生が落第する。(私の『易』の本を信用しすぎる人を、私は落第さすために、その中の二、三か処で大切な▽と△が間違っているのを、訂正しないでいるのに似ている。)『進化』とか『進歩』ということは、この国では否定される。機械工業文明を破壊した理由は、実にオモシロイ。正しい理論だが、何分長いからここにははぶく。結論だけ言えば、機械工業文明はすておけば遂に人類を亡ぼしさる、と言うのである。この五十年前の予言は、現代の英国では最高の指導者に、真実であったと認められている。」

「以上示された『エレホン』はノーホエア（ユートピヤ、ドコニモナイ国）を逆さにしたものであるが、これはしかし、実際は彼が、この国をダレも探検に来ない様にするために偽ってつけた名である。と言う事を私は知っている。人はこのエレホン人である。私の故国はエレホンである。私たちはエレホニアンである。私たちのエレホンは、私が生まれてから新しくエレホイルブ（エヴリホエヤの逆読み）、又は『モニコド』と呼ぶことになっている。PUはこのスバラシイ幸福の国を、案内するコンパである。」

「こんな本がよく売れたこと、この本を書いた人が有名になったこと、こんな本（進化論の否定）がダーウィンと同じ時代に同じ国で出たことほど英国および英国人の偉大さを示す証拠はあるまい。

現代の世界の思想界の帝王の如く、自他共にゆるすバーナード・ショオが、このバトラーの弟子をもって任じていることは、又何と言う、ユカイナことだろう。この本が十二年前岩波文庫になっているのを見ると、この敗戦国でも少しは分かる人がいるのかしら？　イヤ、イナイ。訳した人にしても分かってはいない様である。これが分かる人はPU人より外にない。しかもPU人である私が一九四七年七月、丹波の山奥で百姓詩人ノセ君から、かりるまでこの本をウカツニモ知らなかったのだし、十二年来、これを読んだ数万人の人が、私の訳した『人間この未知なるモノ』程には問題にしなかったのだから……」(以上、カッコ内は一九四九年七月、コンパ出版社版『平和と自由の原理』に収録された第五部「フロク」の５——「エレホン物語」——２７０より２８０頁迄を、アト・ランダムに採録しました)。

ところで後に傑作と評判になったこの『エレホン』も、始め原稿を持ち込んだ書店からは、そっけなく出版を断られ、やむなくトリューブナーという地味な書店から自費出版をしています。しかし、出版して見ると大変な好評で、三か月で初版が売れ切れ、翌一八七三年にはオランダ語に、七九年にはドイツ語にまで翻訳されて、彼の名は一躍有名になりました。

また後に『エレホン再訪記』(キリスト昇天説の批判)や、進化論に就いての研究ノート四冊、近代小説作法に大きな影響を与えたと言われる『人間の道』などの労作を残しています。その陰にはニュージーランドで経済的成功を収めた後、本国に戻り、保養のためイタリヤへ旅行をしたときに知り合ったエリザと言う娘(結婚はしなかった)からのサポートが、生涯、彼が作品を書く上での大きな支えになったと言われています。

最後に桜沢はこの作品の解説を、次のように締めくくっています。

「バトラーは一九世紀から二十世紀へかけての大きな存在であった。世間では『彼は大きな問題をたくさん二十世紀に投げつけたが、その多くはまだ解かれていない』と言う。『だから彼はなおさかんに読まれている』と言う。

私から見ると、これはマチガイである。バトラーはバトラー流に将来を見、現代を批判し、新しい世界のある方向をリッパニ説いたのである。しかし世人がみな彼ほど遠くを見る眼力がなかったので、サッパリ分からなかったのである。彼は全ての問題を見事に解いていたのである。

私はバーナード・ショオと、リン・ユタンを西洋と東洋の、最高の現代人間裁判官であると思うが、この二人のレンラク係のエレホン人として私が登場する幕が来ると思っている。」（上掲、同書より引用。ちなみに桜沢のこの「エレホン物語」の一文は『セカイセイフ』新聞、3号、7号が初出）

『モニコド』追記

一九四八年六月『コンパ』No.15号には、もう少し『モニコド』について桜沢の説明が「自由とサイワイの国へ」と言う表題の文章の中で、次のように述べられています。

「My dear PU boys & girls！

永遠の青年諸君！

私はエレホン（Erewhon）の発見者である。今、世界一のカワリモノ、思想界の帝王バーナード・ショオの、たった一人の師サミュエル・バトラーの発見した〈自由とサイワイの国〉エレホンのアリカを、私は知っている。実はエレホンは、私の生まれたフルサトで、別の名はモニコドである。モニコドは、〈自由とサイワイのトコシエの国〉である。私は諸君に、そのヒミツの海図(ミチシルベ＝道しるべ)をもって来た。この海図がなければ、モニコドへ行くことはむずかしい。このミチシルベを、PUと言う。これは私の暗号である。そのダイナモーターは、オシモノ(食物)である。」

さらに、桜沢のPU活動の拠点がヨコハマから東京の代々木西原のMI(世界政府・真生活協会)へ移った五年後の時期、すなわち一九五五年発行の『コンパ』103～104合併号に掲載された「MI丸を救うもの」と言うMI生に宛てたGOL(通信)の中で、モニコドについてGOらしい読み替えをやっているので、参考までにそれも紹介しましょう。

「私の登りついたのは、三十万年の歴史に空前の無限の自由、絶対の正義、永遠の幸せの国だ。エレホンと、バトラーは呼んだ。私はモニコド(ドコニモの逆読み)と呼ぶ。私はモニコドの方が、エレホンより正しいと思う。エレホンはノオホエヤの逆だから、ドコニモナイコトハナイの意だし、モニコドはドコニモあるが、ミナ逆に見ているから分からないのだ、というユーモアだ。」

閑話休題7

ちなみに、このGOからの通信が来た頃、筆者はMIに入所して半年が経ったばかりでした。フローラ（リマの妹さんではありません）と言う十九歳の女性が、新聞（WG＝世界政府）を一日526部（少し前に菊池トミオ氏の奥さんになったベルナデットが400部を売った記録をもっていました）を売って、インドにいたGOから絶賛されていた時でした。

巻2・第五章　参考資料

「旧版『コンパ』合本」六冊　No.8〜43号
一九四七年（昭和二十二年）十月〜一九五〇年（昭和二十五年）十一月迄　参照
『新・コンパ文庫』4・5・6　三冊　No.15〜39号迄
一九六〇年（昭和三十五年）十二月　日本CIより発行　参照

第六章

無双原理（PU）の世界化にむけて

――MI時代（中期）

この時期の数年間、
獄中で傷めた身体の快復もあったせいか
著述活動はいっそう多彩かつ活発になっています。
桜沢の著作の中では、
とくに若い世代に大きな影響を及ぼした
『永遠の少年』はこの時期に生まれています。

ＰＵ理論に基づく多彩な著作

渋谷区代々木西原の新館へ移転してからのこの時期（ＭＩ中期　一九五二年四月～一九五四年十月）、桜沢の活動は、獄中で傷めた身体の快復と戦後の解放感もあっていっそう活発になり叙述のほうも充実しています。

更にはジュネーヴで開かれている世界連邦会議への潮流の波に乗り、日本の若者たちの世界への飛躍を強力に後押ししている様子が、雑誌「コンパ」や「サーナ」、そして「世界政府」新聞等を通して読み取ることができます。

それはまた、彼が過去西洋に於いて十年、日本に於いては二十年間に及んで築き上げてきた世界平和確立のための有効な理論と技術（無双原理＝ＰＵ）の世界化、いわばその実現のための人材派遣の時期だったとも言えるでしょう。

こうした桜沢のネライと主張を折り込み、当時発表された数多くの著作の中からその幾つかと、事例を次に挙げて見ます。

①『人間の生まれ』の一文と『人間憲法（三章）』（桜沢）

右の表題で人間の行動の自由性、正義、そして愛の表現についての考察をした論文が、一九五二年三月「コンパ」No.59号に発表、掲載されています。まず、はじめに桜沢は、このように述べています。

1、人間は自由である。2、人間の一切の行動は正義である。3、人間は愛である。ナゼナラ人間は宇宙の秩序によって生まれ、育てられ、殺されてゆくモノであるが、宇宙の秩序を自分の素性として自覚的に再認し体得するコトによって、自由を得、平和と幸福にみちた人を創造するコトができるから。この三つの主張を、私は『人間の基本法』とするコトが正しいと言うのであるが、君はドオ思われるか？　ここに少々説明を書いて、君のキビシイ批判を切望する。

（桜沢の説明については、先ず読者に考えていただく意味で、ここに要約することは省きます。筆者）

②『永遠の少年』——健康と幸福への道——（フランクリン物語）。（桜沢）

一九五二年八月、法政大学出版局長相島敏夫氏の協力を得て初版発行。全国の「働く少年少女たちへおくるため、まずは二〇〇〇部を桜沢のポケットマネーで」出版したもの。この辺の事情については、一九六九年に再版された「新食養療法」の251頁に「少年少女たちへ」という桜沢の一文が載っているので、参考までにその一部をお目にかけましょう。

昨年八月二千人の少年少女と六百人の大人に『永遠の少年』を送った。法大の出版局の相島先生の『雨の日も風の日も』（全国から集められた働く少年少女たちの作文集、筆者註）がキッカケである。ある出版新聞は『この出版界の不況のドン底で、全国の名もなき少年少女労働者二千人もに、タダで本を送ってやると言うのはヨホドぼろいモーケがあるのだろう。が、それにしても変な話だ。しかし、とにかくもウラヤマシイ』とかいていた。

ちなみに筆者は、敗戦後中国から引き揚げて来て地元（埼玉県加須市）の高校教師をしていた塚田喜文先生（戦時中、日本が上海に設立した帝国大学の一つ、東亜同文書院在学中に図書館で桜沢の『新しい栄養学』の本を発見、興味を持ち帰国後すぐに日吉のMIを訪ねたというPU学徒の一人）を通して、その恩恵を受けた（「永遠の少年」をプレゼントされた）一人です。

この本の内容は、とにかくこれまで読んできた世の常の本には無い食べ物を通して生理的に人間革命をやろうという非常に具体的なもので、またその手段として陰陽と言うメガネを使うことのおもしろさ、分かり易さ、そして有効性が、大きな驚きと新鮮さをもって私の新しい心の扉を叩いたことは確かでした。

まずはあなたも子供の気分になって一読（又は再読）、自ら十日か一か月間正食を実践してみると、著者の主張している意味がより深く理解でき、また納得できると思います。

③『全世界の医学者へ――公開状――』（桜沢）

この公開状は四年来、全世界の平和運動の最高（医学者数十名を包含する）指導者級の有名人三百人にあて毎月一回送っている英文公開状『コンパ・アンテルナショナル』第四十一号であるが、今回に限り、別に世界各国の有名医学人百名にも送る、その日本語訳である。又四十年にわたって健康指導のために、全世界と全日本の医学者にあてた公開状である。

一九五二・十二・二十五

東京渋谷区代々木西原九二一

世界政府協会・真生活協会々長　　桜沢　如一

以上、桜沢の右のコメントが一九五三年二月「サーナ」No.44号に、その「――公開状――」の日本語訳と同時に掲載されています。

④『宇宙の秩序』再版（桜沢）

これは一九五三年五月、「コンパ」No.61～63合併号に同時収録されたもの。桜沢のオリジナルな世界観を示した最重要書の一冊と言えます。

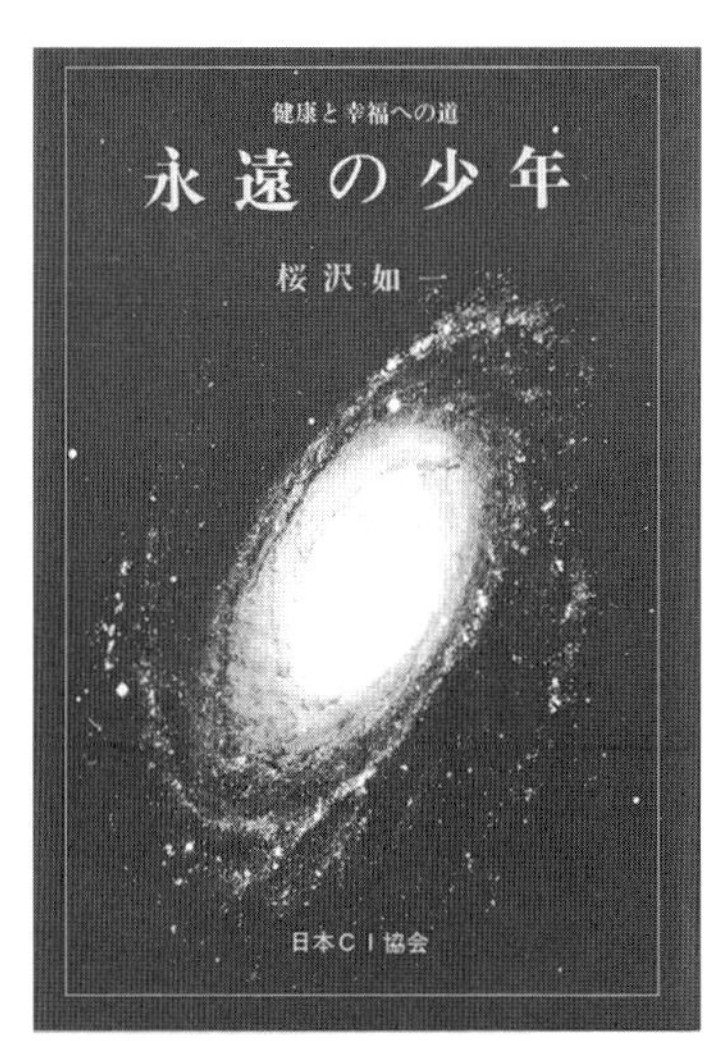

1980年11月改定版

「はしがき」の前に、「一九四〇年、京都で出版され、その後数十版を重ねた。今ここに一九五二年版を出すにあたり、三千字以上の改訂と追加を加えた」と桜沢による但し書きがあります。

なお、この「コンパ」合併号には、小説『大地』で一躍世界的な名声を馳せた作家パール・バック夫人へ、桜沢が送った「母よ嘆くなかれ」という痛烈なオープンレターが併載されています。同夫人が不幸にも「大きくならない娘」を抱えながら書いた「The people who never grew」を読んでの、まさに桜沢からの「嘆くなかれ」の感想とアドバイスの手紙です。

⑤「主婦と毒薬」の一文と『五色の毒――主婦の食品学――』（桜沢・天野）

「主婦と毒薬」という日本人主婦向けに書かれたこの短い文章は、当時月島にあった東海区水産研究所に勤務していた天野慶之氏（三十九歳）が、桜沢からの強い要請を受け（天野の言によれば「指示」により、MIに一週間の泊まり込み、かんづめ状態で）仕上げた『五色の毒――主婦の食品学――』という本の初めの頁を飾った桜沢の、食品添加物を知らずに摂ることの怖さを説いた警告の一文です。序文は当時主婦連会長として活躍していた平塚らいてう女史が寄せていて、同じく添加物の危険性を主婦連始め、日本の子供を守る会、日教組、生活協同組合、ＰＴＡなどへ広く訴えかけ、この本を推奨しています。

因みにこの『五色の毒』の本は、食品添加物問題を取り上げた日本最初の、長らく消費者運動の啓蒙の書となったものです。

なお、この本の初出は一九五三年十一月号「サーナ」誌No.53号で、その後数度にわたって単本化されていますが、三十七年後の一九九〇年七月には、名古屋市の風媒社から書名とサブタイトルを逆にした「主婦の食品手帳――五色の毒――」という上質本が、改訂、食品衛生行政への提言、要望などを加えて再刊されています。

そしてこの本の著者、天野氏は後に水産研究所々長を経て、東京水産大学教授、学長に就任。また日本伝統食品研究会々長、日本有機農業研究会代表幹事を歴任、真生活協会（ＭＩ）の理事にも就任、かたわら『ペッシュールおじさん物語』（この作品は当時の「サーナ」誌に連載され、桜沢からファーブルの「昆虫記」やシートンの「動物記」にも比され、絶賛されています）、『恐るべき食品』、『知らずに食べている有害食品』等の警世の著作を残しています。

⑥『新食養療法』（桜沢）

この本は、初め一九三二年（昭和七年）「食物だけで病気が治る新食養療法」という表題で、実業之日本社から出版され、そのとき「オドロクナカレ三百六十五版」も売れました。その後は桜沢自らが立ち上げた東京神田のコンパ出版社（一九四二年頃）から、題名も「健康と幸福への道――新食養療法――」と改め、さらに再版を重ねて、筆者が求めた一九五一年三月発行（同じくコンパ社発行）の赤表紙のものは、四〇三版となっています。そしてその本の始めの十一頁には、こんな桜沢の言葉が綴られていました。

この度三百六十六版を出すに当たり時代が全く変わり、もう古い日本は亡び去り、全く新しい、自由な、民主主義の社会が生まれなくてはならないのですから、そしてこの十年間に私もズイ分かわり、この本のキビシイ、しかりつける様なコトバつかいがハズカシクなりましたからこの本を書き直す。

その後もまた題名を『新食養療法――健康と幸福への道――』と元に戻して再版、また改訂（一九六四年）を経て、その五年後には中野ブロード・ウェイ・センター日本CIが再々版、続いて一九八一年には「桜沢如一先生著作刊行会」から、訂正11刷発行版「新食養療法――食による健康と自由――」を出しています。

⑦『食養料理法』桜沢・リマ、その他講師陣による料理本

この食養料理法の本は一九五三年に、東京神田の（株）同光社磯部書房から出版され、桜沢如一・桜沢リマ共著となっています。

リマ夫人初めての料理本の出版ということで、その経緯が「はしがき」の中に記されています。全文を紹介すると長くなるので、失礼にならぬほどに端折って、紹介をさせて頂きます。

料理について「深い研究の無い私が料理の本を書くことはとうてい出来ぬことで、笑われ者に

なると思っておりましたが、今度海外へ行く桜沢のお供をすることになりましたので」、せめて皆さまへのささやかな私からのお返しとして、また僭越ながら参考にでもなればと思い、「桜沢の地方出張のお供や、病人、地方の通信指導、来客、他家訪問、雑用」等の合間をぬって、ここ一週間のひまを頂き、「私の郷里山梨の山中のささやかな家、父八十二歳、母七十九歳のわび住いに参り、書き上げることにしました。窓を開ければ目の前には美しいみどりの山々高く、朝に夕に心洗われる思いです。また、暁には「美しいうぐいすの声、山鳥の歌を聞き、小川の水のささやきに耳を澄まし」、幼いころの故郷を偲びつつ、書き続けました。

昭和二十八年五月二十二日　　　　桜沢　リマ

桜沢は、右の本の「あとがき」で、「あと十数日（実際は2か月後）で日本を去るという九月十七日、私は天野、丸山、クレマン河内の三ドクターと、大阪サナラント院長のマルシャルとリマとキヨ子（河内夫人、筆者註）の七人で伊豆大仁の沼田博士を訪ねた」ことなど、慌ただしい身辺の様子も記しています。

後にこの「食養料理法」の本は永らく料理教室の必携の書となりました（ちなみにリマ・クッキングアカデミー、後にスクールと改称の教室が始まったのは一九六五年、目白のスターハイツの自宅からでした）。

桜沢の死後五年経った一九七一年十二月（この月の九日が出版記念会）、丸山博と天野慶之両氏による序文を加え、世界に通用する本格的な「マクロビオティック料理――桜沢流／食養家庭料理七〇〇種――」として、大判の装いも新たに中野のブロード・ウェイ・センター日本CIから、桜沢里真著として発行されています。その後には永年桜沢の下で薫陶を受けた山口久子（PU名ダービン）著「玄米正食料理法」が、一九八三年六月、関西地区の正食運動の拠点、雑誌「コンパ21」を発行している正食協会（本の発行所は㈱新泉社）から発売されています。

また、一九九一年一月には岡田昭子著「すぐに役立つ正食野菜料理百科」が、イラスト入りで同じく正食協会から出版されています。

さらに二〇〇五年六月になると、二〇〇〇年よりリマ・クッキングスクールの校長に就任していた松本光司氏が、大冊の美麗本「穀菜和食――マクロビオティックの基本を学ぶ――」を㈱柴田書店から出版。

二〇一五年十一月には日本CI協会から、リマ・クッキングスクール設立五〇周年を記念して、リマのレシピをベースにした十余名の各クラス担当の講師の人たちが、現代風にアレンジした新たなレシピを添えて、再び「リマクッキング500レシピ」という大冊本を出しています。

その後は主としてマクロビオティックの、東西のクッキングスクールで有能な講師として、又独自な料理研究者として活躍している人たちの個人の料理本が、数多く出版されています。

⑧『天国の鍵』（桜沢）

この本が最初、桜沢によって書かれたのは戦後間もなくの一九四六年の暮れ、クリスマスの近くです。そして当時紙の払底からか、翌年の十一月に出版されています。桜沢はこの本を公にする主旨について「はしがき」の中で、次のように述べています。

いよいよ凡ての人間が、自由と幸福の世界に入る新しい時代が来ました。ここで私共は自由と幸福に敵対する一切の古い思想をすてねばなりません。自由と幸福を失うのは、（私はキッパリ言います）暴虐非道な君主や支配者の故ではなく、全ての人間のもつ、弱い、卑怯な奴隷根性の故であります。人はみな生まれながら自由と幸福をもっているのですが、それをこれまでの教育が圧迫し窒息させて来たのです。

私は新しい「自由と幸福の世界の鍵」を与える教育による外に、平和な、楽しい、人生を確立する方法はないと思います。そしてその教育は全く新しい、楽しい、健全な人間の実生活の、具体的な教育でなければなりません。ここに私は四十年間の体験から得た新しい教育、自由と幸福の世界を開く鍵を与える教育を提唱します。これは生理的、生物学的な教育であります。それは人間の本能をあくまで大切にし、立派に育て、生活の指導原理、万人の批判力とする方法であります。これはキリストやルソオによって始められた社会革命、人生革命を人間革命、日常の実生活革新にまで徹底させる方法です。

しかし、けっしてキリストやルソオの主張が不完全であったと言うのではなく、現代の不安と混乱の中から、人間を救い出そうと努力している二つの大きな力、キリスト的思想と民主思想に協力し、両者を調和し、本当に自由な幸福な世界の鍵を全ての人々に提供するために、私の一生の経験をまとめてご参考に申し上げるにすぎません。

そして目次を見ると、左のような主タイトルが掲げられています。

一、英米の教育と日本の教育
二、日本の新しい教育と生物学的教育
三、MP（無双原理）とは何か
四、MONISTIC　EDUCATION
五、むすび――新しき精神、新しきことば

第二次世界大戦後の日本人は、それまで精神的支柱としてきた価値観を一夜にして失い、また物質面での窮乏がさらに多くの人たちに心の荒廃をもたらしました。しかし、考えてみると、ここは逆に日本のまたとない再生のチャンスでもあったわけです。桜沢はこの機を逸してはならぬとばかり、政府に対し、官僚に対し、政治家に対し、そして教育者、医者、栄養学者、著名な民間人、一般の若者、少年少女たちに至るまで、この「天国の鍵」を提示して、さらには日々の行動、各地での講演等により、日本の教育改革の必要性を、強く訴えて行きました。この「天国の鍵」の書き物は、まさに桜沢の過去四十年に及ぶ主張と実証の結晶であり、支柱を失った日本人全体への熱烈な手紙、いわば直訴状の様なモノだったと言えるかも知れません。

また、この本が初版後八年経った一九五四年九月、桜沢の熱い意を汲んで置き土産のようにそのまま再版された意味を、日本に残された我われはもっとモット真剣に受け止めなければなりませんでした。十九歳の私など不肖ＰＵ学徒の一人として、一年余りでＭＩを退所してしまい、その運動に継続参加しなかったことは、今更ながら慚愧に耐えない気がします。（ちなみに当時西原のＭＩに在籍していた研究生たち全員に、この真新しい装丁の「天国の鍵」の本はプレゼントされました。）

その後日本の多くの人たちは、僅かな人々を除いて個人の権利意識に視点を置いた民主主義思想に感化されながら、（私自身含めて）もっぱら経済優先の道を歩むことになったのでした。

なお読み易い大きな活字の新装版「天国の鍵」が桜沢如一先生著作刊行会（代表丸山博）によって再々度出版されたのは、前回の再版から三十五年後の一九八九年九月でした。

⑨『続・永遠の少年』（ガンジイ物語）（桜沢）

この本は桜沢が日本を離れる直前に書いたフランクリン物語だけでは物足りない思いから、再び日本の「働く少年少女たち」に向けて、自由で楽しい人生行路へのジャンプを呼びかけた書き物（一九五四年二月、法政大学出版局より発行）です。

本の内容については、分かり易く解説した平塚らいてう先生の序文があるので、その前半部分を掲げて見ましょう。

わたくしは、いま、桜沢先生がインド航路の船の上で、先客の寝静まった夜ごと、日本の働く少年少女のために書きつづけられた、この熱意と親愛あふれる『永遠の少年』第二編――世界一の泣き虫少年ガンジイの原稿を拝見して、とても言葉ではいいつくせないさまざまなことを教えられ、また反省させられています。

インドの象徴といわれ、インド民衆のもっとも偉大な指導者、いえ人類の魂そのものの姿として、世界中の人たちから尊敬されている聖雄ガンジイの生い立ち、またそのガンジイ少年がどうしてあんな魅力のある偉人になったたか、あの不動の信念と不屈の力はいったいどこからきているのかという秘密――この秘密はまだ誰にもほんとうは知られていない――を、桜沢先生ご自身の体験を通して、子供たちにもわかるように懇切説きあかされたのがこの本です。（後略）

どうぞ若い読者の皆さん、ぜひこの本をさきの「永遠の少年」と共に読んでみてください。世の常の本の切り口とは違って、観念的な心の世界だけの遊戯では決して味わうことのできない、そく日常生活に圧倒的に関わってくる具体性、新鮮な視点に驚かれるに違いありません。明日から、キットあなたの行動が変わります。

⑩『カリンズ先生』の紹介本に寄せた一文（桜沢）

この本は元々広島大学教授小川二郎氏が、「英語を教えながら数千の日本の青年を育て上げたハリソン・カリンズ先生」への感謝と哀悼の意を込めて、かつての教え子たちが綴った感動の手記を一冊の花束として編んだもの。それを読んだ桜沢が、すぐに当時の「コンパ」No.65〜68の合併号（昭和二十七年十一月発行）にそのまま掲載、そしてまた、感動的な次のような言葉を寄せています。

ハリソン・カリンズ！

こんなアメリカ人もある、と言うコトを全日本の人々に知ってほしい。こんな人が一人でもあると言うコトを知ったら日本人は（ピカドンで死んだ、ヒロシマの人でも）、アメリカ人全体を憎むコトはケッシテできなくなる。ハリーは二十三歳で日本へきた。そして三十年にわたって日本の青年を育てた。カレは英文学を通して『人間』と言うモノのあり方、「平和」、「愛」、「幸福」、「絶対」、「無限」と言うモノのアリカを実生活で示した。

こんな人が十二人もAの国からBの国へ、Bの国からCの国へ、CからD、DからEへ……と出かけて生活したら世界はタチマチ全人類の切望する平和と自由で光り輝くだろう。

ハリー！　カリンズ！

何人のハリーが日本からアメリカへ、フランスへ、英国へ、ドイツへ、ソ連へ、中国へ、アフリカへ、インドへ、マダガスカルへ、スペインへ……出かけたか？　出ているか？　出かけるか？　出かけさせるか？（ハリーがアメリカから日本へ来たり、パール・バックがシナへ来たのは、日本からスマトラやタチヒへ行く様なモノだ。）

マズ君が出かけるコトだ！（後略）

⑪『クララ・シューマン』解説本（桜沢）

この本の初版は一九四八年十二月（翌年四月再版）、コンパ出版社なので、いささか遡っての紹介となりますが、やはり今の若い、とくに音楽好きの人たちには格好の読み物です。また、一般の人たちには分かり易く無双原理が解説されていて、大変勉強になります。まず桜沢は、こんな風に書き出しています。

クララの一生は悲しみとヨロコビで、いくえにもつつまれ光っている大きな宝石である。クララは私の知らない一つの世界の入り口を示す、遠い星である。

知らない世界を訪ねることは、イツでも私たちにとって大きなヨロコビである。私はこの四三八頁（「——真実なる女性——クララ・シューマン」原田光子著、筆者註）もある本を読んで、大きなヨロコビを感じた。このヨロコビを多くの友に分けずにはいられない」（同書14頁より引用）。

そしてまた、次のようにも――

ロバート・シューマンの妻、ヨハネス・ブラームスの後援者、五十年にわたる長い年月、ヨーロッパのピアノ界の女王として光り輝き、人類を封建時代のドレイから解放した大ローマン主義音楽演奏の太陽、クララ・シューマンの一生を知ることは何人にも大きなヨロコビであり、大きなオドロキであり、深いナゲキであり、大きな大きな人生勉強である。それは人生の弁証法的構造をハッキリ教えてくれる大きな教科書であり、無双原理のイミジキ読本であり、人生の道しるべであり、芸術の世界への手引きであり、自由と幸福のアリカを教えてくれる悲しい、ヤルセナキ物語である。（これは映画『ジェーンエヤ』に見るシャーロット・ブロンテ女史の生い立ちを思わせる。これはたしかにスバラシイ映画になる）。（同書16頁より）

私（筆者）がこの二冊の本に触れたのは二十歳（一九五五年）の時で、同郷の音楽好きの恩師・塚田喜文氏から『クララ・シューマン』とそのネタ本、分厚い原田光子著の原本を借りて夢中で読み、その感動を日記に綴ったことを懐かしく想い出します。

⑫『フリップ物語』解説本（桜沢）

この本も前掲書同様、桜沢による解説本（馬の絵本）で、一九四九年四月発行の「コンパ」No.25号に発表された子供向けの書き物です。

次に桜沢が「タベルことより馬のエ（絵のこと、筆者註）をかく方がすき」で「ボストン・アメリカンの広告部の家具の絵かきとして人生のスタート」をきったウイズレー・デニスが、ついには「いい馬の絵をかくという使命のために、アメリカ中をクマなく旅行して」仕上げた「フリップ物語」について、これまた左の様な「はしがき」を書いているので、それを紹介しましょう。

これはGHQ（連合国軍総司令部の略）によって日本版を出すように許可され、スイセンされたアメリカのベスト・セラーの一冊です。

今、日本人は大人も子供もミナ『デモクラシイ』の幼稚園生です。トコロが『デモクラシイ』のリロンと言うのはナカナカ、ムツカシイものです。日本人はリロンが大へんヘタで、また大へんキライです。ソコデこのオモシロイ、オモシロイ、デニスのエ本はリロンのキライナ私どものようなモノに全くアツラエむきの本です。デニスは全くリクツぬき、リロンヌキで、デモクラシイの精神をエモノガタリにしてくれました。

これサエよめたら、ソレデ分かったら、そして実行できたら、デモクラシイは卒業です。しかしこのエ本はウッカリすると大人の方が、子供よりムツカシイと思うかもしれません。イヤ、ホントーを言えばムツカシイトと思わなかったら、ヨホド頭がワルイのです。街頭によく見うけられる日本のエ本とくらべると、コレはツリガネと風船、月とローソク、いや太陽とローソクほどのチガイがあります。

英語の原文にしても二、三百字くらい知っていればよめます。リーダーの一か二だけの学力で充分です。この本で英語をはじめるのはイイことです。大部分は一口コトバ（ワン・シラブル）です。二口、三口のコトバはほんのカゾエルほどしかありません。それもなくっていいのです。エだけで充分なのです。しかし、アメリカ人やアメリカの少年少女にはエだけで（カレラはフリップのような子供ばかりですから）分かりますが、日本人にはチトむつかしいでしょう。それで私がカイセツをかいたのです。（後略）

ＭＩ研究生達の活動状況

この辺で本の紹介を切り上げ、次にこの頃のＭＩ内部の活動、また動静について、新旧の資料からいくつかを取り上げ、参考に供したいと思います。

①エブの出発（一九五二年八月「サーナ」No.38号　ＧＯの日記より）

エブの月――米国第一のゼイタクな高等学校パーカー・フランシスからエブ（中村）にスカラシップが来た。これは同校々史々上の異例スカラシップ第一号であると言う。年八十万円の奨学金がもらえるのだから文部省の留学生の様なミジメナものではない。

三年としても二百四十万円だが、これは一千万円年収のある親にでも実際はムツカシイことだ。その上、これを足場にしてエブがそのユメを実現したら何千億円の仕事になるか知れない。何という幸せな青年だ！

エブは十六のトキ京都のＰＵＤ（無双原理大学講座）に参加し、数十人のオトナをシリメにかけてクラックスで優勝した。間もなく大倉山の勤労大学に入り、二年後（英語もタイプも知らないのに）進駐軍のタイピストになり、二年後にＭＩに帰参、今日までタイピスト、渉外課長をやり、数十人の渡航者の世話をし、コトニ丁度一年前の今頃アベリーヌの渡航を私が許してから一週間で手続万端を終わって、辛うじてギリギリ一杯に彼女を送り出した。

エブは君の世界政府在外員の第十二人目。ミチオを世界平和青年大使第一号とすると、カレは第十二号。私の公約第百号まではまだ八十八人ある。その中アンドレ、シール、アヴェリーヌ、オーギュスタン、スタニラスらはドウヤラ激流を突破して彼岸へたどりついたらしい。スタニラスは一時は波にのまれたかと見えたが、ドウヤラ無事に浮かび上がって勇ましく抜き手をきっている。ジョン山口（後にＭＩへ入所、国際部長となる人物、筆者註）は悠々と（アメリカ留学から）帰って来たが、今、捲土重来の用意中。

このエブがこの幸運をキャッチしたのは、全くシカゴのシール青年の努力のオカゲである。これは全く意外である。今日から今月一杯を『エブの月』として、盛大な後援会を全員でやる事になった。諸君の参加を切望する。十円でも百円でも、この無銭旅行の平和青年大使のために投資したまえ。これは君の持株だ、優先株。平和運動に参加したりするコトほど現代の世界でボロイ、オモシロイことはケッシテない！

アヴェリーヌからもう一か月タヨリがないので心配していたら、ニューヨークにＭＩを作って何人でも諸君を受け入れる用意に苦心している、と言うコトがミチオの通信で分かった。エブに続くモノはダレだ。アリースか？　フランソワーズか？　女子部隊を早く強化せよ！

偶然今日、三年ブリで四国からきたノースは、涙を一〇〇〇グラムほどと金五百円を、エブの壮行会に提供した。これはエブの後援費第二号だ。第一号はリマの金一万円。女性ばかりが筆頭だ！（後略）

②『泣き笑いＭＩ塾』山口卓三（ＰＵ名アルカン）回想記

ここで若干ＭＩ時代の始めの頃（一九五〇年前後）に遡りますが、アルカンによって書かれた当時のＭＩ生活を浮き彫りにした貴重な記録が、一九八九年一月より二十四回にわたって関西の正食協会発行の「コンパ21」（No.３５２号から）に連載されています。長文のため残念ながらほんの少しだけの紹介となりますが、さわりの部分を採録してみます。

「MI塾とは?」(初回)

MI塾のMIは、桜沢如一先生が戦後いち早く自宅を開放して、青年男女の指導に当たられた私塾の名「メイゾン・イグノラムス＝Maison Ignoramus」の頭文字で、「愚か者の家」または「無知者の家」を意味しました。

愚か者というのは分かるが、「無知者」とはどういう意味か、誰でも多少の知識は持っているのではないかと思う人もいるかも知れません。けれども反省してみますと、私たち凡人は、とにかく腹を立てたり、人を憎んだり、恨んだり、悲観したり、余計な心配をしたり、ウソをついて自分をよく見せようとしたりしがちなものです。

そんなあり様は、聖人君子のような眼の高い人から見たら、いかにも落ちつきがなく、ウロウロして、アワレにも、コッケイにも見えることでしょう。それは、私たちが自分を安定させる生き方を知っていないからです。つまり、自分自身をよく知らない無知者であるということになるわけです。この、自分という人間をよく知っていないということから、MI塾は別名、「ワレ知らずの家」とも呼ばれていました。

宗教家では親鸞が、自分の愚かさを徹底的に見つめた人で、自らを「愚禿親鸞」と呼び、「罪悪深重の凡夫」とも見ています。

桜沢先生は三十代の初期、この親鸞の「歎異抄」に非常に感銘して、「歎異抄」の勉強会を組織されたというコトです。先生もまた自己批判のきびしい方でしたから、ＭＩという名を塾につけて、学問の基礎とされたのも当然であったと思われます。（後略）

次に「ＭＩボーイズ＆ガールズ」（第三回目）の項を覗いてみましょう。

ＭＩに集まってきた男女青年たちは、Ｇ・Ｏ（ジー・オー）先生の地方講演に参加して感銘を受けた者や、月間出版物「コンパ」（原理誌）、「世界政府」新聞に触発されての者たちでした。ＭＩに入るには、年令、学歴の制限はなかったものの、希望者は当然独身男女が多く、中には妻帯者もあって、彼らは別に所帯を構えて、そこから通っていました。

ＭＩ生になると（ＭＩ生外でも希望すれば）、みなＧ・Ｏ先生からＰＵネームをもらうことになっていました。海外の同志が西洋式呼び名で親しまれているのはそのためです。ＰＵネームはいわばキリスト教の洗礼名に等しいものです。つまり、この名を持つことで、生まれ変わったことを意味します。もっともＧ・Ｏ先生はそのことをその都度告げられなかったし、だれもそのことを教えなかったのですが、ＭＩ生活はまさに生まれ変わりを地で行くものでした。

一面、次のような意図もふくまれていました。

日本人は物にでも、動物にでも、敬称をつけます（お机、お茶碗、お味噌、お醤油、虎さん、猫ちゃん……）。人間関係では特にそれにこだわります。西洋では呼びすてが普通です。それが親さのしるしなのです。

ですから将来、西洋に出かけたとき、日本式に人間関係の敬称に固執していたら、とても西洋をよく知ることにはなりません。ましてや同じ屋根の下で暮らし、海外渡航を夢見る若者たちが、いちいち敬称で呼び合っていたら、遠慮なしにものが言えなくなります。

第一、先生自身が自らをジョージとかジョルジ、あるいはキリスト教の神父式にパパとかペールとか呼ばせていたのです。日本式の敬称にこだわるのは自我へのこだわりと見、もはや、この世的な年令、学歴、性別による敬称は取っ払って、いわば熊公、ハチ公式の親しさで行こうと言ったわけなのです。これは、馴れない西洋式民主主義に親しむのは、大いに役立ちました。

さて、ＭＩ生の生活費はどうであったかといえば、一か月三千円を納めるわけで、男子学生はこのため横浜の米軍基地へアルバイトに出かけ、女子学生は世界政府新聞（別称Ｗ・Ｇ）を売ることで、その収入を生活費に当てることにしていました。（このうち機関紙の編集者や先生の英文タイプ係や食品製造係は生活費を免除され、月五百円のお小遣いが支給されました）。

食事は午前十一時と午後五時の二食。（後略）

「ノン・クレドーのあり方」（第十一回目）の頁を開いてみましょう。

ＭＩ塾のモットー（信条）はノン・クレドーだった。クレドーとは、いわゆるクレディット・カードのクレディットのラテン原語で『信じる』という意味。だからノン・クレドーとは『われ、何ものも信ぜず』ということになる。たとえ敬愛するＧ・Ｏ先生のことばだろうと、無条件に信用する必要はないというのである。

このモットーは、ＭＩ生たちには大いに受けていた。これは何事も疑ったデカルトの立場に共通する。もっともこのモットーがＭＩ生に受けたのは、戦後まもなく思想的混迷の中での、若者たちの気持ちをまさしく代弁する標語のように思えたからでもあったろう。

もとより単純に何事も信じないで、ただ反攻したらよいという意味では無論なかった。軽々しく信じ込みはしなくても、納得するまでは追及を怠るな、体を張って納得しろというものだった。例えば玄米正食がすばらしい健康と幸福への入口だと聞いても、自分で確かめてみなければ信じるわけにはいくまい。宗教の教えで『神を信じよ』といわれたって、その神がわからなかったら信じるわけにもいくまい。それなら、ともかく正食をとことん実践し、宇宙の秩序・無双原理を体験的に学習してみろというのである。

ＭＩにはいろんな知名人が出入りし、またよく滞在された。戦時中、ソ連国境突破の大冒険を陰で支援した田村敏雄氏に続いて、保守党の代議士北玲吉氏もしばらく滞在された。北氏は二・二六事件で死刑になった革命思想家北一輝の令弟である。

ＭＩ以前の妙高時代には、共産党から転向した佐野学氏を自宅に受け入れて、結核を治されてもいる。社会党の妹尾義郎も代々木西原ＭＩに滞在された。世界政府運動家で広島の某氏も娘さんと一緒に長期にわたって滞在されたが、ＭＩ生の目から見て、よくもこんな人物を丁重に世話されるものだといぶかられもした。けれどもＭＩ生の前では、この人について一言も批判がましいことは言われなかった。

ノン・クレドーとは『信じるな』ということなのに、人を信用しては心をつくして面倒を見ても、期待したほどの反応（転換）もみせないどころか、ときに恩を仇で返すような行為に出会ったケースも少なくなかったようだ。

そうした人への惚れ込みは、相手を信じたためだからノン・クレドーにはもとることになるわけだが、Ｇ・Ｏの言い分は『騙されるのはこちらが愚かだったからで、それを覚らされた分だけ賢くなったわけだよ』と平気だった。（後略）。

閑話休題８

『第七判断力について』

「これは小さい文だが、分かれば君の人間革命のピストンになる。ナゼかくも君たちに私が理解されないかと言う問題と、アケてもクレても取り組んでいる私が最近思いついたコトは、『君たちが「判断力の発生学」をよく読んでいないのだ』と言う事である。モー一度アレを取り出して、或いはあの七つのスパイラルをかいてヨック眺め、見つめてごらん。第七は無限、永遠、絶対、無双、宇宙そのモノなんだよ。これが大脳皮質や白質や間脳に起こるスベテのＴＶ（テレビジョン像）を読み、見、判断し、命令を出すのだよ。ツマリ宇宙無限は君の頭なんだよ。

よい判断がでないのはアンテナが錆びているか、切れているか、なので、リッパナ判断は下されているのだが、大脳以下に伝わらないのだ。よい考え、判断はイクラ考えても、修行しても、練習しても出てくるモノではない——アンテナの問題だから。そのアンテナは植物性のモノである。しかもソレは最も△化された▼である。つまりＭＩのサダメである食戒と朝起きと労働をやらないモノは、逆立ちしても千億円出しても得られないモノなんだ。君たちはこのスパイラルと宇宙の秩序の軸を見つめ、念じていないのだ。

今朝掃除をしながら考えたのはジョッツナ（リマのこと）が生きているフシギサだ。彼女はここ（インド）にきてから完全に二度斃れた。トテモ助かる見込みはなかった。しかし私の第七判断力が生きる事を彼女に命じた。それで彼女は助かった。十五年前マリーが死んだ時、私は何回もジョッツナに『殺すぞ、殺すぞ』と言っていた。そしてそれは事実となった。あれも私の判断力の命令だった。だから私が殺したのだ。アグネスの時も、私はあの愛すべき、そして私の最も愛した（又彼女も最も私を愛した）幼い弱い肉体に宿った、精神（第七判断力との接触の破れた考え方）に死の宣告を下した。二年以上にわたって私は彼女をヒドク打ちのめした。ジョツナと私と共に一つ蚊帳に寝たコトさえある程私は愛した。しかし、それだけに私の見えざるムチは、彼女の大脳を打ち続けた。そのキビシサに耐えかねてアグネスは死んだのだ。

インが死んだのは、その父親のノロイの故である。インは私たちの努力で、白濁の目まで黒目を作り出しはじめたほど快方に向かってきたのに、ツイニ死んだ。その父のノロイであった。その母も死んだ。ソレも彼のセイだ。インもアグネスもいわば精神的殺人である。と言えば平凡だが、実際、精神で人殺すコトはヤサシイのだ。第七（無限）の力を利用すれば、その一微分でしかない第七という太平洋の中の一つの小さいアワの様な命を消し去るのはワケのないコトだ。私は念じるコトによって、人を殺すコトも生かすコトもできる。ホントーの念仏とか唱名とか言うのは最高判断力の別名だ。念写や透視や予言の可能性のメカニズムがここからだ。

無双原理講究所の友で戦線に出た数百人の青年は、ただ一人大山軍医を除いてミナふしぎに生きて帰ってきた。五年も、八年もたって帰ってきた者さえ数人ある。これも、報告を聞いて分かった通り、ミナＰＵ最高判断力のオカゲだった。

閑話休題8

生か、死か！自由か、しからずんば死か！

これより外に人生はない。最高判断力は二分法デイコトミイ、二進法デュアリズムである。殺されるのは最高判断力との接触が悪いからであり、それを君はよくする方法はモー知っているのだから、殺されたら君のセイだ。それが悪意のノロイによるにもせよ、不注意によるにもせよ、甘ヤカシによるにもせよ、殺されるのは結局、殺される方が悪いのである。ナゼナラ、最高判断力ＰＵは▽△二元を一元化する方法を教えているのだから。

▽△を知って、▽△一元を知らないモノ――それがスベテノ分裂、対立、戦い、ナヤミ、犯罪、アラソイ、不自由、不幸を招くのである。これは百枚くらい書かないと分からないだろうが、今日はここで打ち切る。」（雑誌「コンパ」一九五五年七月発行、No.97～98合併号、94～96頁より。ＧＯＬでは８００通信、一九五五年三月八日桜沢記）

MI生活が最も永い元気な生き証人、松岡四郎氏の話

②の項でMI生活の在り方について触れましたが、さらにGOと共に約六年間という長期にわたって生活をされ、今や（二〇一八年）九十歳を過ぎてなお現役でマクロビオティック指導をされている人物、リベラルというPU名を持つ松岡四郎氏ついて、MI時代のエピソード、その他に関して、氏のブログや講演集（『マクロビオティックほんまもん健康法』他二冊）の中から、いくつかの話を紹介しようと思います。

◆MI入寮のキッカケと入寮テスト

私が食養（マクロビオティック）にご縁を得たのは一九四六年一月三日です。戦後友人たちとの再会の集いの帰り、最終電車に乗り合わせたおじいさんに、『良いことが書いてある、三十銭だ、買え』と強引に買わされた『コンパ９号』でした。

その後一九四七年十月には桜沢先生がMI塾を開設されましたので私は入門を決意し、当時横浜の日吉にあったMIに入ったのでした。

入寮資格というものがありました。入寮前に『HHテスト』がありました。自分で採点して出します。私は60点つけて出しました。そして返ってきた紙はマイナス２６０点。マイナス２６０

点の青年が昨日入ってきた。皆がわーと笑う。なぜマイナスがついたのか？

字が汚い、文章が読みづらい。

様子のわからない私は、戸惑いと落胆で自信を失いそうでした。するとＧＯは笑った連中に、『君たちもそうだったじゃないかね。エブ、君は何点だったかね。エブ『マイナス２６０点でした。』私はホッとしました。80〜１００点をとった人は、ＭＩにくる必要のない人だ。

ＧＯは『このような愚か者をリッパにさせることがＭＩ塾なのだ』という考えだったのです。発想がなかなかユニークな先生でありました。

◈引用の問題に挑戦

私は蜂の巣（の問題）を解くとき、何度も挑戦して提出しました。あるときは、紙が破れるくらいに、赤で大きく×がついて、もう憎らしいという感じでマイナス19乗、死ね！　と書いてありましたよ。見ながら、笑いましたよ、こんちきしょうですよ。

その次に合格したんです。前の失敗があるので、小さく三重マルで合格なんです。蜂の巣だけではなく、蜂の巣の元、ありか、在り様、値、その辺まで、書きました。一応、六角形のところまでいけば、いいよ、と言っていますが、ほんとは、その先もあるのです。

◆雪の結晶はなぜ六角形か？

私は陰陽に関心がありましたから、GOの講義は怖くもありワクワクする楽しいものでした。怖いというのは必ず問題が出て、「君はどう思うかね？」と一人ずつあてていきます。『A君と同じです』と答えると、『何故君はそう思うのかね？』とツッこまれます。陰陽問題が得意だった私は、GOも分かっているので、最後に言わされます。

『雪の結晶は何故六角形か？』は、MI生でも陰陽で解いたものはいなく難問でした。私も何度も挑戦しました。紙に書いて提出するのです。その都度帰って来ます。最初はマイナス26点と書いてありました。『コンチクショウ！』と思い闘志がわいてきました。次第に一重マルになり、だんだんレベルが上がっていきました。朝打ち合わせの時、ついにリベラルと渡され三重マルの紙がエリー（菅本）の所に落ち、エリーが読もうとすると、GOが直ぐに『読むな』と言われました。それは各自が自分で考えなくてはいけません。決して教えてはいけないのです。これはGOのPU教育法であるからです。今でも一切誰にも答えを教えていません。

◆玄米一日一合、１００日の体験

ある日GOが『人間は玄米一合でも生きて行けるんだ』といわれ、私が本当ですか？　と不信感を持って言いました。

するとGOの顔が変わりました。直ぐに『君はどうするんかね？』

私はシマッタ！　と思うと同時に、玄米一日一合で１００日やりますと答えました。一か月にしようか、これではＧＯは許さない、血液は一〇〇日で変わるし、と私の頭の中はいろいろ交差しました。ＧＯの顔が変わったという意味は、ＭＩで生活していないと何故なのか、わからないことです。『健康の七大条件』に示してありますが、ウソをつかない！　は大きいのです。

その先生を疑うようなことばを発したのでありますから、『君はどうするのかね？』と聞かれたのです。

ＧＯは自分も実践し、玄米の力を知っているから言えるのであり、決してウソをつかないが先生であるとわかっていたので、私は「実践するしかない」と即答したのです。

その日の夕食から、オカズなしの小さなおむすび一個です。次の日から、一合を二個のゴマ塩つきオムスビにしてもらいました。最初は二十代前半の青年にとっては、空腹との戦いでした。ＭＩでの仕事をしながらです。一個を少しずつ、よく噛みました。噛むことが仕事といってもいいです。（中略）親しい人ほどチョッカイを出します。『リベラル、もう少し食べても分からへんよ』。台所では可哀想と思うのか『少し食べて行かない』と誘惑の囁きです。

『いやいや、ＧＯはチョットしたことでもわかる人や』と、玄米一合を守り通しました。一〇〇日が終わり『今日で一〇〇日、終わりました』とＧＯに報告すると、『ああ、そうか』の一言でした。私は内心『よくやったな』と言ってくれるかと期待しましたが、ＧＯらしい一言でした。

この体験が後に、健康指導するようになり役立ちます。玄米が秘める力を、体感したのですから。

以上、『松岡四郎が語るマクロビオティックⅡ』ほかブログより引用。

MIの大先輩リベラル松岡四郎氏に就いては今更私が述べるまでもなく、桜沢先生がインドへ旅立たれた後、とくに関西に於いて岡田周三会長やアルカン山口氏等と共に、一九五八年（昭和三十三年十一月）に食養新生会を結成し「健康と平和」（後に「正食」、「コンパ21」、「むすび」へと改題）の創刊以来、長年にわたって正食協会に於いて食品の研究製造まで携わり、健康指導の第一線で活躍されてこられました。

正食協会の会長も務め、GO生誕百年祭を期に、フリーとなり、永らく「真・食養会」を率いて、『マクロビオティックほんまもんの健康法』を伝えるべく、後継者養成に邁進。

最近、その代表役を若手に譲ったものの、なお顧問としてアドバイスに余念のない日々を送られています。

巻2・第六章　参考資料
戦後の活動　MI時代（中期）
「人間の生まれ」と「人間憲法（三章）」　桜沢如一
一九五二年（昭和二十七年）三月　「コンパ」No.59号　参照
「永遠の少年」桜沢如一著
一九五二年（昭和二七年）八月　法政大学出版局より相島敏夫氏の協力により出版。一九七六年四月には「桜沢如一先生著作刊行会」より改訂版が出ている。

「続・永遠の少年」桜沢如一著
一九五四年二月　法政大学出版局より出版。希望に燃える若い少年少女たちが、大きな夢に向かってジャンプするための案内書。
「宇宙の秩序」桜沢如一著
一九四一（旧版では四〇年とある）年初版、十二年後の一九五三年には三〇〇〇字以上の訂正と追加を加え、真生活協会から再版されている。しかし現在我々が容易に手に出来るのは、一九七三年「桜沢如一先生著作刊行会」の企画による日本ＣＩ発行の増補版。
「新食養療法」桜沢如一著
「食養料理法」桜沢リマ著
「天国の鍵」桜沢如一著
「クララ・シューマン」桜沢如一著
以上、いずれもマストブックである。

第七章

ああ、この道を行く人はないのか？

──MI時代（後期）

「食あり、故に命あり、食なくして命なし。食は神なり」
この食養（正食）の真理を人類に伝えていくためには、
ひとりでも多くの伝道者が必要であることを
桜沢は痛感していました。
その思いはインドへ渡ってからますます強まり
GO通信として残されています。
多彩な人物との交流からもみても、
詩人・哲学者であった桜沢の顔のもうひとつは
偉大な教育者であったことがわかります。

社会福祉の父・糸賀一雄氏との交流

桜沢が代々木西原のＭＩ活動の事後を関西の近江学園理事長糸賀一雄氏に託して、インドへ旅立たれたのは一九五三年十一月でした。

その頃の情況を、後に糸賀氏自らが回想風に述べている『教育の本質』を書くにあたってという論文（始めの部分）があるので、先ずはそれをひもといて見ましょう。

◆『教育の本質』（糸賀一雄　記）

私はいま、南郷の丘の上に閑居して、ようやく本格的となった梅雨空を眺めながら、別れて既に久しい桜沢先生のことを、静かに思い出している。私の机の上には、一九五二年十月十八日〜二十日と書いた一冊の大学ノートがひろげられていて、その表題に、Ｔｅｘｔ　Ｊ・Ｂ・Ｓ・Ｈｏｌｄａｎｅ「Ｗｈａｔ　ｉｓ　ｌｉｆｅ」――ＧＯ、大阪ＡＮＳ　Ｌｅｃｔｕｅとしるされている。このノートがしるされたのは、思えば丁度二年八か月前である。私はまだその当時のことを、まるで今に見るように、まざまざと深い印象をもって、想起することが出来る。爾来二年八か月のあいだ、このノートはいつも私の座右にあった。そして怠りがちな私に声なき叱咤を加えていたのである。

その間に実にさまざまな出来事があった。世界政府・真生活協会の理事長として、会長渡印後の会務を整理すること半年、それも月に一、二度の上京で処理することの出来る段階でなくなってきたので、理事長の職を退き、バトンを河内氏（ＰＵ名クレマン）に渡して、ときどき上京する機会には繁忙の時を割いてＭＩ（協会本部）を訪ね、若い諸君と語るのをたのしみにした。そしていつも私の念頭を離れなかったことは、自分の本務である知的障害児の教育と指導の中心にＰＵ（無双原理）を適用することであり、さらに一般に教育のＰＵ的展開を企図して、その根源的問題に思いをひそめることであった。

このＰＵによる教育の新しい理論を探求するということは、ＧＯが出発前に私に期待されたことであったし、私も先生にその方面の開拓をお約束したのであった。ＰＵの陰陽の原理を縦横に駆使して、既にＧＯによって自然科学、人文科学、宗教のあらゆる分野にわたって、史上に未だ試みられなかった巨大な斧が加えられていた。それはＧＯの四十年余りの血のにじむ闘いであったと同時に、それはまたＧＯの楽しいあそびでもあった。しかしＧＯが私達に期待されたことは、この天馬空をゆくが如き奔放な闘いと遊びの四十年の歴史を、さらにめいめいの得意とする分野において展開して、万人にわかる言葉と方法を明確に確立してみようということであった。教育の世界においても同様であったのである。

『結局は教育による外はない。私は世界の教育が逆立ちしていることを指摘した。さあ、これはどえらいジャングルだよ。ＰＵの判断力でこのジャングルを切り拓くのは痛快だ。たのむよ。』

とGOは、会館の二階の御自分の部屋で、印度への出発がもう間もないというある日、静かに、そして力強く、語られたのを忘れることが出来ない。

（桜沢が日本を去って九か月後の「サーナ」8月発行、№74号に発表されたもの）

桜沢との出会いによって、こうして生理学的人間革命の可能性を彼は確信します。しかし、すでに近江学園という児童福祉のための施設を池田太郎、田村一二氏等の協力を得ながら立ち上げ、戦災孤児の収容、知的障害児の教育を行ってきた従来の方針に対する新たな展開は、大きな冒険であったことに間違いありません。それは一九五三年（昭和二十八）三月から同年九月まで「サーナ」№57～63号誌上に連載された糸賀氏による「生物学的教育（さくら組の記録）―意欲の発生について―」という記録を見ても、これまでとは異なる現場での対応が、いかに困難に満ちたものだったかを知ることができます。ここにあらためて当時の糸賀氏の決意と、「生理学的生物学的」教育の実践の苦労の一端を覗わせる記録をお目にかけましょう。

「生理学的生物学的」教育の実践（糸賀一雄　記）

◆「サーナ」の読者のみなさんへ

近江学園という一五〇人の児童と四〇人の職員とその家族四〇人をふくむ共同生活が、ＰＵの食生活に切りかわったのは、昭和二十七年九月一日からであった。それからもう一年五か月の月日が経った。その間に大津の三井寺下には「あざみ寮」──女子知的障害児のための職業補導の私的施設──が創立し、千葉県の日向村には、日向弘済学園──男子知的障害児のための職業補導のコロニーがスタートを切り、何れもＰＵの食生活を根幹として、近江学園と緊密な連携をとって運営されて来た。まだ日は浅い。しかし学園の本拠とこの二つの集団は、いろいろな内外の障害と戦いながらＰＵの原理を実生活化している現場として、その成績を公表する義務を感じていたので、これまでに数回にわたり、『サーナ』の誌上に、断片的ではあったが、発表して来た。近江学園の岡崎医務部長が『児童福祉欄』にさくら組のプロフィールを出し、また『あざみ寮の記録』を私が発表したのがそれである。そしてその間に、『低能と食物』について、一つの考え方も展開してみたりした。

しかし今、私は、全国の『サーナ』の読者のみなさんに、この知的障害と呼ばれる子供たちの教育法を、出来るだけくわしく紹介して、まだ萌芽的ではあるが、ＰＵによるいささかのその成果をまとめて公表して、共によろこんでもらい、共に研究も深めたいという気持ちに駆られているのである。

（「サーナ」№57号17頁『序』より引用）

そして次には「さくら組」の子供たちと、職員の人たちの生活ぶりが綴られて行きます。

◆模索時代

昭和二十七年（一九五二年）の九月から翌年三月まで七か月の間は、新しい食生活に切りかえたというものの、いわば暗中模索時代だったといってよい。この時期はいろいろな意味で、苦悩の時期であった。『さくら組』もまるで、荒れた大洋で舵もなく、もてあそばれる小舟のような、たよりなさを経験した。

九月から全学園に断行された玄米を主食としたPU食が、まず、全面的に不評であった。砂糖の使用も全廃したので、こんな塩からい料理で、こんなまずい玄米では、のどを通らないという声が、あちこちの生活区からあがって来た。三度三度の食事がたのしみだというのに、この頃ではたのしみどころか、苦痛でさえあるという声も、職員の中からあがって来た。動物性蛋白が少ないということにも、不安の気持ちが強くなっていたようだ。

この夏の健康学院という特定の期間だけの、いわば入院のような意味でなら、仕方がないといって我慢も出来ようが、来る日も来る日も、これが常態となっては、先のたのしみもなく、人生までが灰色になってしまうというものである。指導者の陣営に歩調が乱れてきた。従って大々の生活区の子供たちが乱れないはずはない。年の大きい子供たちの中には、やけになって玄米にお茶をかけて流し込むような者もあり、いくら言い聞かせても、そっぽを向いてしまう有様だった。

たまりかねた指導員や保母や教官たちが、もう一度食事を元に返して、適当な時期を待って、全員が納得の上で、改めて切りかえてほしいという申し出があった。十月の半ば頃のことである。

しかし、この態勢をもとに返せば、永遠に機会は失われてしまうと思った私は、現状は非常な苦境にあったけれど、続行する方針をゆずらないで、全職員に、もう一度研究を深めてもらうように、とくに調理の技術の研究をもとめた。

（「サーナ」No.61号、15〜16頁「さくら組の記録」——『模索時代』より引用）

◆運動会

十月十二日、近江学院では丘の上のせまい運動場で、恒例の運動会が開かれた。晴れ渡った空には一片の雲もなく、S字形にくねった瀬田川のはるか彼方には、くっきりと比叡や比良の連峰が浮かんでいた。絶好の運動会日和である。（中略）

全員が集まって、私から挨拶をした後、狭い運動場一杯にひろがって予備体操が行われた。指揮台の上に立ったY教官の号令と動作を見て、全員が体操を始めた。私は二、三の職員と一緒に正面の役員席に立って、それを眺めていた。『さくら組』と『落穂寮』の子供たちも夫々一列になって、徒手体操の態勢をとっていた。私はふとこの二組の子供の列に目をとめた。そしておどろくべきことを発見したのである。そしてすぐ隣に立っていた副園長の田村君の肘をつついた。

「ごらん。さくらと落穂を。」

田村君も

「ふーん」とうなってしまった。

落穂寮の子供たちのかれこれ三〇人ほどは、一番端に一列になっていたが、いつもと違う、よそに来たという感じがあったのかも知れない。あちらこちらを見まわしたり、しゃがみこんで遊んでいるものもいたり、体操をやろうとしているのは、数名に過ぎなかった。ところが、それから数列をへだてた『さくら組』の一列では、そろいもそろって十二人がきりっと顔を指揮台の方へ向けて、もとらぬ手足をY教官に合わせて、動かそうと努力している有様が、はっきりと見てとれた。

言ってみればただそれだけのことである。

しかし私共にとっては、このことは一つの大きな発見であった。少なくとも考えさせる多くのものを含んでいた。（中略）

『さくら組』の子供たちも常日頃から、学園の毎朝の朝礼や体操には顔を出していない別格扱いであり、こういう雰囲気には馴れていないという点では、落穂寮の子供たちと、同じであったかも知れない。

同じような対象であるこの二組のグループが、予備体操に示した二つの異なった反応を見て、私は、面白いと思った。

強いて言えば『さくら組』の中に、全体と共通の目的に立ち向かおうとする社会的な意欲を、明らかに認め得たという風に言ってもよいかも知れない。

落穂寮の子供たちの姿は、知能程度の低い子供としては当然な姿であったし、それで普通だと

いってよいのである。（中略）

一番顕著な変わり方を示したのはＭ子（さくら組）であった。前の年のクリスマスに、入園したばかりのＭ子は、座ったまま跳び上がったり、側の座っている人の上に、立ち上がって身体ごと投げかけたり、あばれ出して手に負えず、とうとう光の国からつれ出さねばならなかった。それが七夕の集まりには、もはや昔日の俤はなく、きちんと座った両膝に両手をおいて、正座の姿勢で、舞台を熱心に見つめていたのである。（中略）

ここでわれわれは一つの大きな問題につきあたった。重度障害児たちの生活指導には、どうしても他律的な指導の技術が考えられなければならないが、それを徹底してやれば、一つの習性のようにもなるし、そこから全体を見る眼も芽生えて来るように思われる。しかし、そういう習性のようなものや芽生えというものは、強圧が加えられている限りにおいて示されたものではなかったろうか。圧力がとり除かれても、それが持続するものであるかどうか。本当の生活習慣や社会的な意欲は、他律的である限り、その名に値しないものである。とすれば、それが自発的なものになるためのきりかえは、どうしたらよいものだろうか……。

運動会で示された一つの場面でよろこぶのはまだ早すぎるかもしれない。それどころか、もしそれが見せかけだけのものであったとしたら、これまでの一切が無駄骨を折ったことになるばかりでなく、子供たちを表裏のある二重性格に追い込もうとしていることになるだろう。

しかし、強制された仕事でも、やっているうちにそれが面白くなるということもある。面白く

なれば進んでやろうという意欲がわいて来る。（中略）
『さくら組』の訓練は、これらのさまざまな問題を孕んだまま、一年の歳月を経過して今日に及んでいる。このままで進めてよいか、或はこの辺で、もう一度深く反省して、これまでの他律的な方針をゆるめてみるべきか、それらの決定は、子供たちとわれわれの生きたとり組みであって、早急に決しかねる課題である。所詮、試行錯誤の外はない。今はただ、われわれの歩んで来た道をありのまま瞥見して、これをさらけ出してみただけにとどめよう。

（「サーナ」No.63号「さくら組の記録」――『運動会』40～43頁より引用）

以上、不充分ながら糸賀氏の「さくら組」を通しての「生物学的教育」の実験報告の一端を紹介しました。残念ながらその後の結果、動向については、ＭＩ（真生活協会）の理事長職を辞されたこともあって、つまびらかではありません。

ちなみにＧＯの没後約二十年経った一九八五年（昭和六十年）十、十一、十二月号の「新栄養」という雑誌に連載された『桜沢如一氏のこと』というクレマン河内氏の書き物の中には、僅か数行次のような言葉が綴られています。

戦後『滋賀県立近江学園（知的障害児施設）』では、園長糸賀一雄氏とＧＯの指導で園児らの教育に正食の効果を期待してＧＯ式食養が採用された。

のどの渇きに耐えかねた子供たちは清掃中の雑巾バケツの水を飲み始めた。
この動物的本能で両氏の計画は挫折した。

と、いかにもそっけないクレマンの切り捨てるような一言ですが、読者の参考のため、桜沢夫妻がインド出発前に「あざみ寮」の子供たちを訪ねたときの様子が、アルカン山口によって記録され、一九五四年一月「サーナ」No.55号に写真付きで掲載されているので、それを読んで頂きましょう。

ＧＯ誕生日までの新たなる展開（一九五四年十一月〜一九五七年十月）

◆桜沢先生とリマ夫人を送った『あざみ寮の子供達』（山口卓三　記）

桜沢先生とリマ夫人は七日一六時四〇分、『あざみ寮』に安着。かねてから待ちあぐねていた子供たちは先生が中々見えぬので『桜沢先生はあざみに来やはらんのやろ、来る来るちゅうてウソばっかしや』と多少腐り気味になっていたところへ、ニワカの来寮なので大はしゃぎ。『やあ、みんなキレイな顔になっているね。』と早速ほめられ、ニコニコ顔であった。
先生夫妻には早速、大人でも五人はラクに入れる大きなお風呂を、小さなフツちゃんが朝からけんめいにわかしていたのに入ってもらう。六時半から三階の大広間で会食。大広間は程度の低いＣクラスの子供たちが色紙でつくったクサリをかけめぐらし、東西の壁一杯にかかげた広い模造紙に二十三人の子供たちの似顔と先生夫妻のいでたちの姿が絵のとくいな二、三の子の手で描かれている。床の間には畑のコスモス、投げ入れの菊の花が香っていた。

みんなで『むかしなじみ』、『みんなコーイ』、『ひろいみち』、『いわえやよろこべ』を合唱、せむしのみゆきちゃんが歓迎のアイサツ。ついでダービンの心のこもった玄米小豆栗ごはん、きんちゃくめし、お芋のうま煮、蓮根ボールのホワイトソースあえ、玄米小豆だんご、ロシアスープ、青菜ゴマひたしのごちそうをかみしめる。玄米飯の大先生と一緒にご飯を頂くと言うので、とりわけ今宵はよく噛んでいる。

続いて子供たちの趣向で、歌と踊りの余興。先生とリマは相好をくずして笑い、拍手を送る。子供たちから注文があって、先生とリマが歌わされる。先生快く立って、フランス語のうたと日本語のユカイナ『蚤のうた』を歌えば、リマ夫人はフランス語の『イルペリュー』を歌う。最後に先生は、母を失った十一歳の少年が険路難海を血みどろでよじ登り、すべり落ち、嵐にもまれて泳ぎ抜き、悪戦苦闘、ついに大きな白象にのり、美しい少年少女たちにとりまかれた女神様のところに辿りつくと、それは思いもよらず我が亡き母であったと言う六十一年の生涯を、即興のお伽話にして語られた。

昔なつかしい居室（元々ここの建物は大津無双原理講究所だった所、筆者註）に帰るこの日、来客はＭＩ総務部長として近く上京する京都の伊達真一氏、元無双原理講究所時代頬かむりにハッピ姿でここを訪ね、来客中の先生の前にあぐらをかいて、思いのままをぶちまけても眉ひとつしかめられなかった先生の寛容さに感激、生命を救われた喜びと共にすっかり先生にほれこんで、相も変わらず大きなダミ声で『おい、おやじ』と呼びかけるイキのいいボンサンテ製造主の山田さん、古い食養会員で、滋賀県農村生活改良指導員、農家へのＰＵ食導入にクビをかけている戦争未亡人毛利千鶴子さん（39歳）、行動美術展会員全和光氏、市電も止まった第十三号台風の真っ只中の京都の街を、ズブ濡れになって自転車でお得意廻りを続けたハリキリボーイＭＩ研究生リベラル、広島平和塔建設でＷＧ第一号に紹介された舞踊の大家近江学園高田マロー（50歳）、同岡崎ドクター。

糸賀園長はのっぴきならぬ用件でひとまず車をとばして来たものの、先生未着、しばし待ったがギリギリとなり、ついに車を呼んで出かけようとする途端、先生来着。しばらく車を待たして歓談の後、近江学園へ。

八日、先生は例の如く早朝起床。六時、起き出て掃除にかかった子供たちに『お早う、お早う』と応答、いちいち顔を見ては注意をしてくださる。ＭＩに電話の後、居室で再び難物の子供をみて下さった。子供たちの朝食がすむと、八時から職員へ特別セミナリー。

十時、職員子供らに送られて京阪神大津駅へ。みんなで別れの歌を合唱する。熊本から来た初代ちゃんが、手すりにもたれて泣き出してしまう。電車が動き出すと、みんなが追いかけて見えなくなるまで手を振った。いたいけな子供たちの心からの見送りに、車内の人たちが眼をうるませて感動していた。

いずれにしても、日本に於いて戦後いち早く知的障害児の福祉教育に取り組み、また食事改革による生物学的・生理学的実験を試みながら、その後も重症心身障害児施設「びわこ学園」を創設するなどして生涯社会貢献をされた業績は、糸賀一雄氏がまさに「社会福祉の父」と呼ばれるに相応しい人物であったことを証明するものでしょう。

惜しむらくは一九六八年（昭和四十三年）九月、大津市での講演の最中に持病の心臓発作で、五十四歳の若さで亡くなられたことです。因みに生年月日は一九一四年三月二九日生まれの陽性タイプ、クリスチャンでした。

なお糸賀氏の代表的著作には、NHK出版による『福祉の思想』や『この子らを世の光に――近江学園二〇年の歩み――』柏樹社、等があります。

ドクター・クレマン（河内省一医師）について

ところで少々遡っての話になりますが、一九四九年（昭和二十四年）旧「コンパ」合本No.27～28合併号（50～51頁）にこんな記事が載っています。次期MIの理事長（入所時は医務部長）になるドクター・クレマンが、いかに桜沢と因縁浅からぬ人物であるか、想像させるに十分な桜沢の言葉です。

◆モノスゴイ陽性の河内省一

十年ぶりで、河内省一が帰って来た。門司まで出迎えてくれ、福岡まで四日間一緒についてきてくれた。もう四十になったと言う。別府の病院も新築したと言う。雑誌も出している。大分苦労したらしい。メッキリ大人になった。まだドコか昔のオモカゲがある。私にはヤッパリ二十五、六歳の青年にしか思えない。実際カレを二十七歳位だ、と言った人もある。

よく帰って来た。

長かった。……短かった。モー十余年と言う月日がたったのか！

死人の様なカレが柏村先生に紹介されて、山口へはじめてやって来たコロの事を思い出すと、全くユメである。ユメがマコトか、マコトがユメか！

カレは才人である。カレはモノスゴイ▲（陽）性である。オソラク彼の▲に比較するほど▲をもった同志はいまい。それに臨床も実験もかさねている。カレはこの分では、モー九州の片スミの田舎の町医でおさまるコトもないだろう。アワよくば、世界のヒノキ舞台にのぼるだろう。その▲性はまるでロケットかピカドンだ。

省一の思い出は長い……平壌──山口──東京……イズレはその才気にみちたモノスゴイ▲性なペンが、彼自らを諸君に語るだろう……。

私はソレを遠くから、ジーッとながめている日のタノシサを思う。省一！　君は君の特長と短所をよく知っている。私はモー何も言うコトはない。君のアソビは大きいぞ！　フリップ（物語の本のこと、補注筆者）を送る。よくよめ！
今できたバカリだ！
妹ＯＫ！　早く送れ！　亡き貞子のカワリに仕込んで見よう。今度こそ殺してはイケナイゾ！

そして、桜沢が日本を去る日の近い頃には、「サーナ」の編集者がＭＩ（真生活協会）の動向について、ＭＩ『本部だより』に次のような記事を書いています。

（一九五三年九月「サーナ」№51号より引用）

何と言っても諸君の引力が強いので、ＧＯ夫妻のインド出発は船の都合もあり、一か月延びました。そこで幸いこの機会を利用して、第一回理事会並びに評議員会を十三日本部で開催し、今後の組織運営、事業内容等にわたり協議することに決定。これより先の先月二十九日桜沢、糸賀を中心に、近在の同志十余名で準備会をもち、次の如き草案を作成。

社団法人真生活協会
目的―健康にして幸福な生活を確立する食生活法（指導原理）の普及宣伝、児童福祉法、生活保護法の対象となる青少年の援護と教導。
事業―児童相談所、健康道場、食生活法及びその指導原理の講習、普及宣伝、国際的運動の展開、その他必要な事項。

特別委員会

イ　自然科学委員会　　ロ　文化科学委員会

以上、いささか盛りだくさんの事業内容が決議されたこと、またこの『本部だより』の最後には、ドクター・クレマンについて、次のような紹介の記事も発表しています。

長く別府で食養病院を開業、『世界医学』主幹クレマン河内ドクターは十九年前の医学生時代より、ＧＯを知りＰＵを究めた同志。大井町時代、霞町時代から新橋時代の食養会本部医務部で活躍した人。今度一大勇猛心を奮って世界医学建設の第一線に立つことになり、本部医務部長として入ることになった。

なお在京の丸山、津田、天野三博士も、山口、日野、藤田、三ドクターと共に今後緊密な相互連絡と積極的な本部協力を確約された。これによりＧＯ渡航後の本部陣はいささかもゆるがず、その展開は諸君を驚かすだろう。

また同年二か月後の「サーナ」№53号の『本部だより』には、後々禍根を残す会館問題についても、こんな記事が載っています。

ＧＯの徳は田中理事を動かし、田中氏は内田弁護士、クレマンと協力して真剣な活動三か月、ツイニ本部会館買収の話まとまる。近く法人として新発足する。内外の通信、来場者急に激増、サスガニ広い本部も人で溢れている。研究生の為に新道場案も田中氏によって進められている。

クレマン新理事長の登場

そしてやがて半年後、前述の糸賀理事長からその職務を引き継いだクレマンは、食養医としての新たな活動を開始します。

当時、クレマンが「サーナ」誌上に意欲的に発表していった書き物を参考までに拾ってみると、まず一九五三年（昭和二十八年）十月発行の「サーナ」No.52号（48〜49頁）に、

◆農林当局への告発文と『食養治療講座』

『殺人の元凶はダレだ！　――農薬で児童集団発熱、タンボの川で泳いだ七〇名――福岡』という表題で、ここ「二、三年来農林省当局によって紹介され、農村で使い始めた」ホリドウル禍（稲に発生する二化メイ虫を殺す目的で田畑に散布された猛毒薬）に対する農林当局への、ＧＯ張りの重大な告発文が掲載されています。これは単に加工食品への過剰な添加物の問題だけでなく、農産物の増産の必要性から国が農業の機械化と同時に、化学肥料をも投入するという安易な近代化の美名の下に推進

し、結果として窒素過剰な不良農産物を産み出す事への警告の一文です。

一方、食養並びに漢方医（一時期、西洋医学を学ぶため慈恵加藤内科に入り、主に結核について研究もしていた）としての十分な経験を積んだクレマンは、冒頭に「── 食養のすゝめ ──」という一文を掲げ、一月の「サーナ」No.55号（一九五四年）から、ほぼ毎月『食養治療講座』を連載しています。

当時はやりの「胃潰瘍の治療法」を皮切りに「肺結核」、「神経痛とロイマチス」、「肝臓と胆のう病1・2・3」等、また元慈恵医大の教授森田博士が開発、治療効果を上げた「神経衰弱の根治法」の紹介、「エキリの治し方と予防法」、「心臓病1・2」、「糖尿病について」、「癌について ── ことに胃癌の食養法 ──」、「喘息の治療法 ── 小児喘息について ──」、「脳溢血について」、「小児マヒの根治法 ── 脳性小児マヒも治る ──」、「眼の病気について」、「婦人病」等々、二年以上にわたって精力的に二十数項目以上の病気についての解説、治療法が述べられています。

また、クレマンがＭＩに入所した時期とほぼ同じ頃、アメリカ帰りのジョン（山口牧師）が、この真生活運動に参加、国際部部長として活躍して行きます。

その辺りの経緯を、やはり桜沢が一九五三年（昭和二十八年）二月発行の「サーナ」誌に発表した例の『全世界への医学者へ』という公開状の中で、半頁ほどさいて記録している文章があるので見てみましょう。

国際部部長・ジョン山口清牧師のこと

◆ＪＫＹ氏、四十二歳四か月（ジョン山口清氏、註筆者）

二十四歳からアメリカに渡り、エモリー大学、ドリュ大学で神学を修めた医師。帰日後医学を修めた人。氏は終戦後、日本のバターの95％を生産する雪印の酪農公社に入り、そこで私の食生活法を聞いたのです。（私は雪印バターやコンデンス・ミルクの製造を二十数年前に指導し、完成せしめたので、同社の幹部級はミナ私の真生活に多少なりとも理解をもつ人が多く、熱心に今なお実行している人々もあります。それらの人々は、肉類はモチロン、バターやチーズや牛乳、アイスクリュームやコンデンス・ミルクさえ用いないのです。）

それから二、三年ＪＫＹ氏は新しい食生活をやり、家族にもこころみ、その効果を認め、ツイニ会社をやめ、一生を自由で平和な世界を建設する私の世界政府運動に参加するため北海道を引き払って、私の家に一家九人で移って来たのです。それから一か月余り経った或る日、ジョンは私に言いました。

——ジョージ（桜沢）、フシギダネ、そら、今日ぼくはメガネかけていないでしょう。ドーモ先日から眼がオカシイ、よく見えないので困っていたのだが、今日外して見たらヨク見えるんだ。治ったのだ。モー中学時代からのメガネが不要になったのにはおどろきましたネ。それに、二十年も前から肛門のイボが、イツノ間にか無くなってしまった。それから学生時代にテニスでくじいた手が今まで時折痛んだのに、それもスッカリなくなってしまった……。

ジョンは食生活を変えてから、韓国生まれの日本人に特有なたるんだ人相がスッカリ引きしまったキリットした顔になり、たいへん若返りました。

ジョン山口はやがて「サーナ」誌に、「病気は信仰で治るか」という興味あるエッセイを発表したり、毎号のように「タイム」誌から拾い上げた医療関係の記事を「ＵＳ医学通信」として、それに自らのコメントを付して掲載、「サーナ」に華を添えていきます。

さらにこの時期の「サーナ」誌には、専任理事であるクレマン河内やジョン山口両氏に協力する意味で、先に紹介済みの天野慶之、関西の丸山博両医博などが、それぞれに健筆を振るっています。

アユルベーダ医学研究で有名になった丸山博

『異国噺聴聞記』（とつくにのはなしきゝがき）という表題でまるやま・ひろし（丸山博のペンネーム）氏は、知人が異国（ニュージーランド）を訪ねたときの生活習慣の違いから生まれるおもしろい、また有益な話を「サーナ」（一九五四年一月号）にダイジェストして紹介、その後も折りに触れて、各地でのおもしろ聞き語りの記事を書いています。

ちなみに丸山博（大阪大学医学部教授　公衆衛生学）は、のちにインドに渡った桜沢からアユルベーダ医学の研究を示唆されたことで、やがてアユルベーダ医学研究の第一人者となっていきます。もともと東洋の古い医学には深い関心をもっていたらしい丸山博は、『「サーナ」によせる』という想いのこもった一文を寄せています。

昭和三十年八月は、日本人にとって記念すべき年となろう。第二次大戦が終わって、十年目、世界の視聴が、日本の原水爆被害にむけられた。原水爆反対世界大会が広島・長崎・大阪・東京でひらかれた。

この大会にソビエットの医学アカデミー会員で医学史研究所のベトロフ氏がみえた。

氏を囲んで、日本の医学史学会員や、東洋医学会会員や科学史会会員の人たちの集まりがあった。この協会の河内理事長も出られて桜沢先生の著書数点と『公開状』数点を寄贈された。

筆者もその会合で、親しく諸氏の話を聞いた。そのときペトロフ氏は、いわく『医学研究者とは、地表からは見えない、地下の石炭層から、石炭を掘り出して地上に運び、人々に光と熱をあたえる炭坑夫のような役割を持っている』と。またいわく『印度、中国、日本のような伝統の古い東洋の文化をもった国々には、必ず、そこに、古い医学の伝統もあるはずであり、脈々として民間に生命をもちつづけていることであろう。これをバカにしたりしてはならない。必ずや、学ぶべきものがあるはずだから、ぜひ、それを学びたい。今まで、西洋文明からながめられた東洋文明しか、知らないので、この機会に直接、日本の文化を、この目で見たり、聞いたりしたい』と。

漢方や、鍼灸や、食養など、東洋独特のものである。今にしてこの良さを学び、その伝統を生かし、人類に寄与できる日本人は、今どこにおるのか。『サーナ』は、そのために、広い話し合いの場をつくっている。それだのに、と言いたいくらい、日本人の優秀性よりも、弱点がまる出しになって、戸惑いしている。これは一体どうしたわけなのだろう。自ら問い、自ら答え、ひとり静かに、アフリカの冬を思う。

（一九五五年＝昭和三十年十月発行、「サーナ」No.76号、19頁より引用）

桜沢がインドへ旅立つ前後の代々木西原の世界政府・真生活協会（ＭＩ）活動の盛り上がりには、一見、眼を見張るばかりのものがあります。

とくに「サーナ」誌を手に取ってみると、紹介したくなるような記事が目白押しです。せめてそれらの書き手と題名（若干のコメント付けて）だけでも列挙して、読者の皆さまへの参考に供したいと思います。

◆『実用弁証法入門講座』 福元稔（「サーナ」No.55号より）

サブタイトルに——初めての読者に、又、テキスト代わりとして指導者の方に——とあるように、当時編集部の重鎮（日吉時代以来）だった福元稔（ＰＵ名マーシャル）によって「サーナ」に、クレマン河内の『食養治療講座』と同時期、やはり十数回に及ぶ陰陽原理学習のための連載講座が始まっています。筆者はＭＩに入所（代々木西原）して、マーシャルに二、三度お会いしたことがありますが、いつも笑顔を絶やさない大変ユーモアのある話をされる方で、ＡＮＳ講座のときに聞いた講話などは、とくに印象的でした。

ちなみにこの時の話は、「花咲爺さん」――日本昔話の読み返し――というもので、筆者が記録したＭＩ時代の日記本『知らなかった国よ』（文芸社刊）の２２０頁、1月6日のところに、そのあらましが載っています。

◆『お正月の料理材料の見分け方』　天野慶之（同誌No.55号）

一九五四年（昭和二十九年）一月より毎月、各家庭の食卓にのぼる季節の食材とその危うさ、安全性についてのアドバイスが述べられています。

◆『第二の五色の毒』　小牧祐夫（同誌No.59号）

天野博士の「五色の毒」を第一の街の五色の毒とすれば、これは田畑の五色の毒であるとのコメント付きで、今や農作物が化学肥料によっていかに不健全な食品として市場に出まわり、日本人の健康を蝕んでいるかについて、医師の立場から論じている一文です。

◆『日本農民に捧ぐ』　クレマン河内（同誌No.65号）

これは土壌研究の権威、ロデイルがミミズの効用について農業問題を論じた著名な「黄金の土」という本の序文（ブース氏による）を、クレマン河内が要約、紹介したものです。土と取り組む日本農業従事者のみならず、都会人にとっても毎日口にしている食べ物がどのように生産されているかを知ることは、即健康問題と結びついているだけに極めて重大な関心事です。そこでクレマンが医師の立場から農業者の人たちへ、ミミズをはじめ土壌菌を利用した自然農法による健全な作物生産をお願いすると同時に、この本の一読を呼びかけたものです。

◆『闘病体験記』（山口県　村上友野。同誌No.65号）

「拙い私の筆が原食法をなさる方のご参考になれば幸いと存じます」で始まる女性読者からの「肺結核が四か月で！」治ったと言う体験記の紹介文。

◆『不思議な正食の味』（静岡県　鈴木和子。同誌No.65号）

「この手紙は四国の講演旅行の帰途、立ち寄った際に会った河内指導部長に宛てて、静岡の一少女から寄せられた便りである。十五歳の少女の身で正食正養について深く考え実行している彼女から、吾々ＰＵ人は大いに考えさせられるものがある。彼女は日本の片隅に見出された美しい珠玉である」とのコメント付きで、はじめて食に目覚めた時の感動の手紙が、紹介されています。長い文章なので半分だけでも読んで頂きましょう。

先生もうお帰りでしょうか、ちょうど台風に出会い、本当に大変でございましたね。私もあの夜二階の真っ暗な部屋の中、一人きり風にゆさゆさゆられ、時々ぼうぼうとつく幽霊のような電灯の光にふるえてしまいました。

先生、十九日から始める事でしたが材料をお頼みするのが遅かったため、家にある今迄の調味料により実行しました。間食を全くやめてしまった事、ご飯は今迄にない始めての玄米、一口入れては七十回以上ようく噛みました。先生、ようく噛むと何ておいしいのでしょう。お米ってこんなに甘くおいしいものだったのかしら……でも変だ。十五年以上もお米は食べてきている筈の私なのに今になって始めてお米の味を知るなんて、今迄の私は毎日々々食べて来ているご飯の味さえ知らなかったのだ。まして私には世の中のすべての物事がわかる筈がない。変だ、十五年間何をしてきたのだろう私は……。

ようく噛む事、すべてをようく噛む事ですね。やり直しだ。十五歳のこの歳からすべてをやり直すのです。そしてまず始めて知ったご飯の味、さらにさらにタクサンあるすべてのものの味を一口々々噛みしめ、味を見つけ出し——ああ、すてき素敵、私の行く手は何て広いんでしょう。

先生、始めは苦しいですね。でも歯を食いしばって我慢しました。今まで日に二杯ずつも食べてきた氷、ジャムパンやクリームパン、冷たいもの飲み物もみんなやめた。お腹はペコペコに空き切ってしまった。夕食前のお風呂の帰り、妙に足がふるえヒョロヒョロして家に着くなりペタンと坐ってしまい、全く力が抜けてしまった様に始めての二日間は体に力が入らず、まるでくらげみたいにクニャクニャになってしまった。けれど三日目の朝いつもお便所が長い私が、とっても良い気持ちでいつもの三分の一くらいの早さで出てしまった。先生、ご免なさい。五センチくらいのが二つ出たきりで終り――。何て気持ちの良い朝でしょう。私は飛び上がって喜んだ。そして夕べからようよう出来上がったスカート（全部手で返し縫いです。私はミシンが恐いのです。中学一年の時、始めて学校でミシンを使い右手の中指を縫ってしまったのです）をはいて、バスで三十分浜松市に番茶とおシャモジ、ドビンの小さいのを買いに出かけた。

午後からの一番暑い盛り、暑くて暑くてたまらない。氷を飲みに入ろう、アイスクリームが欲しいと何度も思って入りかけ、『だめ、バカッいけないっ』……入らなかった。氷をかく音、涼しげな喫茶店の誘惑の負けない内に帰らなければ、とすぐバスに飛び乗った。そこで始めて変だと思った。こんなにも暑いのに汗が出ない、肩が少ししめったけれど、シュミーズも服も全くぬれない。いつもの私ならもう、シュミーズは勿論びっしょり服まで通して気持ちが悪くていたたまれない筈。人一倍汗かきの私が……。（後略）

菅本エリーとの講演旅行

ＧＯがインドへ渡って一年ほど後、河内クレマンは「会長渡印一周年、菅本エリー女史渡米記念」として講演旅行を始めます。

エリー（ＰＵ名）菅本は愛媛県出身で、桜沢のことを知ったのは敗戦直前の一九四四年（昭和十九年）十一月、長崎・諫早の海軍病院に勤務していたとき、図書室で『新しい栄養学』というズシリと重い本を、ある若い傷病兵が返しに来たのを目にしたのが初めてだったと言います。

当時従軍看護婦だったエリーはこの本の斬新な内容に感激、戦後には直接桜沢へ手紙を書き、ついに昭和二十四年四月に県の役人たちを巻き込んで地元、温泉群久米村（現、松山市）において、桜沢を講師に招き三泊四日の大規模な食養とＰ・Ｕの講習会を開催すると言う、はなれ業をやってのけた陽性な独身女性でした。（この「補注」はさらに参考資料にあり）

◆『旅日記』 クレマン河内（同誌No.66号）

第一――四国編――①みそ造り名人、西山さん

会長渡印一周年、菅本エリー女史渡米記念の講演旅行を思い立ったのは、八月の新居浜夏期大学の時であったが、渡米前のエリーにとって大切な、おけいこごとの一つと思ったので、計画と交渉一切をエリーに一任した。医務、婦人部の仕事も忙しく、出発前で何かと心急ぐエリー、しかもチミツな事務が苦手と来ている。地方の秋祭りや運動会等も加わって、出発前までプランが決らず、着発の時刻未記入の予定表を発送して、二週間の旅に出た。数々の失敗や支部の方々にご迷惑をかけることが、この時すでに発生していた。

私はひと足先きに、四日朝出発、名古屋駅で西山さんのお迎えをうけてお宅に伺った。西山さ

んは在米の同志、相原ヘルマン君の令兄、近夏長兄が心臓マヒで急死されたので、会員五藤氏のすすめもあり、全身改造と心臓病を治すために自覚症状がないのに一か月間夫人と共に入場（筆者がＭＩにいたとき来られた、筆者註）、見事に余分の脂肪を落し、見違えるほど健康になられた。帰宅されて間もなく、会長の書物を友人に次々と紹介して食物の大切さを説かれた。今度は電話連絡で集めて下さった二〇人ほどのお友だちに、夜八時から夜中一時までお話した。純正食品のことからミソの重要さにふれていったが、西山さんは純粋のみそを安く家庭で造る方法を多年の経験に基づいて話された。（近く本誌に発表される）

ご家庭に心臓の弱いお子様もあって、いよいよ一家を上げて玄米食に切り換えられた。二〇人の出席者はトテモ熱心で、深い理解を示されたので、古い同志石黒さんと西山さんを中心とする名古屋支部は今後活発になるであろう。石黒さんは出張中でお目にかかれなかった。

②――「みそ」のない伊予路を行く――

「五日五時、名古屋駅からエリーと同車、一路四国に向かう。金子君の迎えを受けて川之石のＮ旅館に入ったのは22時」（後略）

インドからＧＯの手紙

食養家、詩人、哲学者、科学者、翻訳家など……多面的な顔をもつＧＯは、人を育てるということに情熱をもやす教育者でもありました。それを端的に物語るのが、GOからの手紙です。四千通にものぼる「GO通信」にみるように、インドに渡ってからもGOは、日本をはじめ海外から届いた手紙へは返信をもれなく書き、送っています。

たとえば、GOからクレマンへのこんな励ましの手紙が来ていました。（GO通信――一九五三年十二月二十三日記、「南支那海よりの第二信」の中より）

①Chure　クレマン――君はよく帰って来た……山口での初めての会合の日を思い浮かべると、二人とも少年時代の幼なじみを見る様ではないか、ボクも子供だったナァ……今、君は多事多難な　本部を引き受けた、小説の様だナ……、君はウマクやるだろう。糸賀、丸山、天野、マルシャルの様なスバラシイ兄弟が協力してくれる。田村氏の様な男の中の男も力をかして下さる。君は何と言う果報者だ！　この上は、君がミナに愛されたらいいのだ！　これが君のニガ手だ、スベテの人に愛され、慕われる人になるコトだ、君はその死角を今やカバーしはじめている。MIの青年たちはミナ君の教師だ。私は四十年もの間、ミナに教えられてきた（君もその一人だ）。フシギナつながり――有仏縁！神のミ業！

あゝ、幾千満の和田津海（ワダツミ、海神＝海の神の意。筆者註）の手のみちびき――。

クレマン！　サァ大丈夫だ。私たちの前途にイカナル大きな困難があろうとも、大きいホド、私たちの祝福だ！

夜中にも、朝も、昼も、夕べも、私は一秒をも惜しんで、仕事をしているが、その間とて、一刻も君たちのコトを忘れていない。たえず君たちのカオが見える、コエがきこえる、君たちのムスビの力を感じる、実際フシギナ、ムスビだナァ……。（後略）

②Ｃｈｕｒｅ　クレマン ── おちついて、たえず自己批判のメスをふるって、一日々々新しい「友」を、新しいムスビを、つなぎを世界にのばそう。あせってはいけない。数を求めるなかれ、人を求めよ。強いてはいけない、自然がいゝ、何もあわてることはない。

昨日の三冊、『宇宙飛行』、『毒の話』、『超音波』、これらの本を見ても、ＰＵを知ったモノのヨロコビは、もうスリルに等しいではないか。こんな大仕事だ、メッタニ同志があるモノじゃない。私たちの仲間は少数でいいのだ。サンシモン、フーリエー、エリゼルクリュ、みな淋しい人たちだった。それなのに私たちはもう十人近くも同志がある！　何と言うスバラシイ事だ！　その上、竹の子会員、ＭＩの娘たち、青年たち（これが少々▽すぎるが）まであるんだ。何という幸福だ。この辺りのワダツミの底に泣く学徒青年数十万の亡霊も、今日こそ君たちの送り出してくれた私のサーダナ号を見て、泣きやめて、浮かび上がって舷を叩いてくれている。（後略）

閑話休題9

実用弁証法と言うコト――PU人は三者をさける

実用弁証法はPUの一名。これはマルクス『唯物』弁証法ではない。大ヘーゲルの『大論理学』の背椎骨の弁証法（ソレは仏教から借りたモノ）でもない。ソクラテスやデモクリストの弁証法でもない。仏教やキリスト教や、老子や孫子の弁証法でもない。現代の新鋭科学者の全部がOKしている科学的弁証法でもない。日本の少数の哲学者の主張している絶対弁証法でも、生命弁証法でもない。実用弁証法はソレ全てを抱擁するモノであり、ソレらを万人のモノにするモノであり、熊公にも八チャンにもミーさんハーさんにも、分からせるモノである。弁証法は共産党の専売ではない。ソレは古代に『学問』と言うホドの意味をもっていたモノである。

マルクスやヘーゲルは、イズレモ東洋の弁証法をウラから見ている。丁度卍がヒトラーには逆さ卍に見えたのと同様である。しかしその逆卍が今は西洋の最高の科学を征服した以上、ソレが文化科学（政治や経済や社会学）はモチロン、応用科学（医学、心理学、生物学等々）まで征服した以上、つまり、はじめて西洋のアラユル思想と技術が弁証法に統一されてきた以上、区々たる政策や、戦争や、闘争や論争をするより、この統一の主体たる唯物弁証法を相手にした方が（東と西の統一には）得策である。一挙にアラユル問題を解決できるから。

平たく言うと、西洋はキモノをウラガエシに着て、左前にし、オビを前で結んで最新のモードだと喜んでいるのだ。この時、オモテガエシをさせ、右前にさせ、オビを後ろで結ぶ法を教えてやるコトは最もヨロコバレル事である。（しかしオマエはバカだ、アホーだ、そんなキモノはあるもんじゃない、などハヤシ立てたり、嘲笑ったりする必要はない）

日本でも、最も平和運動や自由のために努力をしている大學教授級の（柳田謙十郎、東大山内教授等々）、最新分野の科学をやる人々、評論家等はモチロン、宗教家でさえ（仏教もキ教も、神道も）大部分は唯物弁証法の信者である。全日本学生連盟に参加している様な優秀な学生は、80％以上はこのグループに属している。

これらの人々に正しい弁証法をもたせる事が急務である。そこでズルイ方法だが、私は実用弁証法と言う名を用いる。しかし全く排他性のない、他意のないモノである。共産党や弁証法を未だに蛇蝎視する旧習は排他性である。

愛を知らない行動だ。相補性を相対とか矛盾と見ることは卍を逆さ卍と見ると同じ事なのだ。それはカレラの目の欠点でなく、地理的なモノである。君もアチラに生まれていたらマン字は逆さ卍とかくのが正しいと主張してやまなかったろう。（共産党や弁証法を仇敵視するのは、自ら対立排他主義のシッポを出したコトだ）。

（ＧＯＬ、６８８信、一九五四年十二月十五日桜沢記）

閑話休題9

さて、この「閑話休題」の項を締めくくるにあたって、最後に桜沢の万感込めた切なるネガイのコトバを、次に掲げて終わりとします。

私のカキモノ一切のネライ、私の一生一代の仕事のネライは、アラユル戒律と法律と、儀礼と、道徳と、条件を超えた、無限の自由、永遠の幸せ、絶対正義の世界の入場券、特別招待券を万人に、トクニ雨の日も風の日もはたらく少年少女に手わたす事にある。

（桜沢がインド在中のときＭＩ宛てに書き送ってきた「ＰＵ医学原論――病気を治す術、病人を治す方法」・「コンパ」誌一九五五年七月発行№97～98合併号、62頁より引用）

巻2・第七章　参考資料

糸賀一雄　一九一四年三月～一九六八年九月没
戦後、いち早く戦災孤児や知的障害児の問題に取り組み、「近江学園」を始め、落穂寮、あざみ寮、その他数か所の施設を設立、日本の福祉の父とも言われた人物。著書には「この子らを世の光に―近江学園二十年の願い」、「福祉の思想」、その他がある。
桜沢との関わりについては本章で述べた通りであるが、残念ながら後年袂を分かたざるを得ない事情があったようだ。

河内省一　一九一〇年（明治四十三年）～？

大分県生まれ。中学在学中に四年間の闘病生活を送った後、昭和六年一月禅寺泉福寺へ入山、玄米菜食によって再起。この頃、手のひら療治の大家、江口俊博先生の紹介で桜沢との知己（昭和十一年七月）を得る。やがて朝鮮に渡り平壌医専を卒業、日本に帰って社団法人食養会に出入りする傍ら慈恵医大加藤内科、北里研究所生化学室、東邦医大森田内科等で学び、一九五三年真生活協会理事長に就任。しかし、間もなく退任。

一九五九年品川で開業、その後銀座の第二波屋ビル8階に河内クリニックを開設。傍ら「有機農業研究会」幹事、「農医革命研究会」会長を引き受けながら機関紙『生きよう』を発行、自然農法、自然食、「食養」の普及に挺身した。

著書には「食養の道」（食養漢方治療医学研究所）、「健康食と危険食」（潮文社）、そして「健康レター」（昭和四十九年十一月　時事通信社出版）がある。（以上、「健康レター」本の（著者略歴）参照）

菅本エリー　補注（一九一九年二月生～一九九八年十一月没）
エリーはその後、日吉時代のＭＩに一度、三か月間の研修を受けに来て、一旦（大変、桜沢に惜しまれながら）帰郷、その四年後の一九五三年の秋（すでに桜沢はインドへ旅立っていた）には、新たに代々木西原のＭＩの理事長に就任した河内省一（クレマン）医師から、体制強化のため、請われて再び上京します。
　そして四年後の一九五七年九月、ビザの関係から、（アメリカでなく）まずはインドへ、吉見クリマックや竹原幸子、高浪市太郎氏等と一緒に旅立って行きました。その後ベルギー、フランスをはじめ、ヨーロッパ各地で活躍し、帰朝してからは桜沢の突然の死後、ひとり残され、やつれたリマを心配して、献身的に五年間の同居生活を送ったという経歴の持ち主。

なお、晩年には地元で自然塩保存のため郡司篤孝、西本友康氏らと講演会を開き、全国から五万人余りの署名を集め、伯方塩業㈱からは「特殊塩製造の申請書」を国へ提出してもらい、一九七三年（昭和四十八年）六月に、ようやくそれが認可されるという地道な運動にも活躍しています。

桜沢如一の『経歴書』について

桜沢の年譜表記については一九七三年九月「新しき世界へ」№446号誌上に、当時の日本CI（渋谷区大山町時代）のスタッフ、高祖英二氏によって編まれた「略年譜」が発表されています。桜沢の死後七年を経ての発表ですが、実際には一九七一年四月二十四日「桜沢如一満五周年追悼会」のとき、同時に全国PU人大会があり、その時配布されたフォトアルバムや著作年表と一緒に綴じられた「桜沢如一資料集」（制作年月日の記載なし）の中に、すでに桜沢自筆の「経歴書」と「略年譜」も収められています。現在その「略年譜」の方はほぼ定着している感がありますので、ここでは敢えて本人の意をくんで桜沢自身が記した「経歴書」の方を掲載しようと思います。

なお、この「経歴書」は一九七六年四月「新しき世界へ」№478号誌上にも改めて掲載されていますが、実際に書かれたのは戦後五年程経った一九五〇年（昭和二十五）九月、との桜沢本人の記述があります。したがってこの「経歴書」の内容は、彼が世界無銭武者修行のためインドへ出発（昭和二十七年末）する約二年前迄の、歩みの記録となるわけです。

当時の変転極まりない激烈な社会状況の中で、膨大な仕事量（桜沢にとっては遊び）を抱え、しかも肉体的には完全に健康を取り戻していないと思われる状態の中での記録故、編集者のミスでなければ、久司道夫氏の年令の誤記（二十四才のところ二十六歳と記載）と、その他二か所、筆者が読み易くするための修正を加えたこと、ここにお断りいたします。（筆者註）

和暦	西暦	桜沢如一略歴	社会の動き
明治二十六年	1893	十月十八日、京都に生まれる	翌年（1894年）7月、日清戦争始まる。
大正二年 三月	1913	京都府立第一商業学校卒業。同年四月、神戸南米輸出入商・滝波商店直輸部に入り、同時に神戸仏語学校第二学年入学。仏語学校卒業、同時に、第一次世界大戦のため滝波商店閉業につき失職。	翌年（1914年）7月、第一次世界大戦始まる。8月、日本はドイツに宣戦布告。

大正二年四月		仏国領事シャルパンティエ氏の推薦により、ロンドン市ウォームス汽船会社のチャーター船万栄丸事務長となり、第一次大戦中の印度洋、地中海の遠洋航海に一か年余従事。	
大正四年	1915	神戸貿易商仲桐商店支配人となる。	大戦景気。日本は南満州鉄道の権益を延長する。
大正六年	1916	横浜羽二重商熊沢商店より資金を借り、貿易商熊沢商会支配人となり、その後隔年欧米を廻る。	ロシア10月革命成功。
大正十三年	1924	悪辣老獪の資本家の陰謀により事業を乗っ取られたのを機会に東京に移り、大正二年より関係せる東京社団法人食養会と、田中館愛橘博士、田丸卓郎博士主宰の社団法人日本ローマ字社の事業――スナワチ畢生の事業、民主主義の基礎たる自由と平和の原理の生理学的・生物学的確認と社会化による人間革命と、日本民主化の第一条件たる国語改革、国字革命運動に一身一生を投じ、爾来三十余年、今日に至る。	イタリア・ムッソリーニの独裁体制へ。米陸軍機、初の世界一周に成功。
昭和四年	1929	十数年来の生理学的・生物学的人間革命の成果を世界に発表すべく欧州に無銭旅行を試み、パリに於いて、自説の理論的(医学的・生物学的)展開と、技術的(治療法)展開を試み、勝利の見通しつきたるをもって、昭和十年十二月帰朝す。(今日、パリを中心とする東洋医学、漢方、鍼、灸術の流行は、パリの最大の医学出版業ヒポクラテス社より十七年前発行せる『東洋医学』に端を発す。又フランスに於いて、日本文化研究、今日の如く盛大なりしは、パリ最古、最大の文化的出版業プロン社より当時出版せる『花の本』、同じく最大のカトリック系出版業ブラン社より出版せる『摩訶般若波羅蜜多心経』、『歎異抄』、『科学的・哲学的・東洋無双原理』、その他各方面の新聞雑誌に発表せる論文等による処多し。)	8月、ドイツの世界最大飛行船、東京上空に飛来。10月、ニューヨーク・ウォール街で株価大暴落、世界恐慌へ突入。

昭和四年	1929	同十年末までの滞欧中、殆ど毎年一回帰朝、一、二か月を内地に送り、その都度、迫り来る東亜の険悪なる風雲を一掃すべく、軍令部、参謀本部に出頭し、再三、再四世界を敵とする事の不可を力説し、荒木貞夫、飯村穣（後の総力戦研究所長、大平洋戦参謀総長、帝都防衛最高司令官）を説服し、東西両洋の相互理解のために協力せしむ。当時今一歩突込みしならば荒木氏を動かし、空前絶後の不祥事件を或いは阻止し得たらむ。	
昭和六年	1931	同志をより多く獲得するため、軍部においてあらゆる機会に講演を試みたるが、その故をもって右翼暴力団に再三襲わる。その為講演をまとめ、『日本を亡ぼすものはダレだ』なる軍部糾弾の書、反戦思想の書とし、一時危険を避けるため、出版を同志に託して帰仏す。右出版物は、所謂愛国主義者、軍部のごうごうたる非難の的となり、爾来毎年帰朝の都度、自由に講演を試みる能わず秘かに早々帰仏す。	5月、米国、摩天楼エンパイアステートビル完成。9月、満州事変勃発、日中戦争泥沼化へ。
昭和十一年	1936	身辺に迫る危険を緩和するため、久邇宮朝融王、久邇宮大妃、伏見宮一家、松平家、徳川家等の健康指導者となり、或は同僚カレル博士の名著『人間この未知なるモノ』（岩波）、アランジイ博士の問題作『西洋医学の没落』等を訳出し、或は『食物だけで病気の癒る（新）食養療法』（実業之日本社、同書は数百版を重ねたり）を出版、暫く医学的、哲学的著作者として姿をくらます。（右『人間～』は、昨年中、水島博士が天皇にご進講せり。）	二・二六事件。7月、4年後の東京オリンピック（第12回）決定（第二次世界大戦により中止）
昭和十五年	1940	九月、滋賀県大津市に無双原理講究所開設。	9月、第二次世界大戦勃発。

昭和十六年	1941	三月、再び国際問題の言論に復帰し、『健康戦線の第一線に立ちて』出版（十万部）、その扉に「近衛公以下全ての日本指導者に告ぐ」の一文を掲げ、『卿等が今日見るが如き政策を根本的に改革せずば、卿等は十年を出ずして日本を亡ぼし、現在のフランスの如き困窮と混乱のドン底に沈没せしめるであろう』、『しかして、フランスの指導者らが銃殺されたることを銘記せよ』と断言。舌端再び過激に走り、圧迫の暴力、暫く身辺に及ぶ。四年後この断言実現す。 同年五月、『最後にそして永遠に勝つ者』を出版し、英国のインド放棄、その方法と条件、ガンジイの暗殺を予言す。（五年後実現） 同年六月、『日本を亡ぼす者はダレだ』反戦思想として発禁。紙型及び在庫二千余冊を没収。警視庁、検事局、愛宕署、西神田署等に再三留置さる、	4月、日ソ中立条約に調印。10月、日米開戦を主張する東条内閣成立。12月8日、ハワイ真珠湾攻撃。
昭和十八年	1943	七月より、六か月にわたり、大津憲兵隊にて残虐なる取り調べを受く。 同年七月、大川周明より佐野学なる人物が十三年振りに出獄せるも瀕死の状態にある事を知り、スルガ台佐野病院に彼を訪ね、その十三年間の獄中生活に同情し、彼を引き取り、妙高温泉中の別荘に招き、真の民主主義の最高の理想たる自由と幸福の生理学的・生物学的キソを理解せしめんがため、十月まで食物療法を施し遂に生命をとりとめ、生活費を与えて九州に送る。軍部の圧迫、右翼暴力団の迫害日に日に増大す。	10月、神宮外苑で出陣学徒の大壮行会。

昭和十九年	1944		
		七月一日、日本敗戦近きを断言し、第一線にある青年学徒四十名に対し「オシモノヲツツシミ、サイゴニカツモノタレ」との同電文を発信す。（上官の命に反抗すとも、必ず生きて帰れ、の意）この電文により最後の菊水部隊長、八木順成は、夜間沖縄突込み自爆を忌避し、無事部下と共に帰還せり。 同年七月二十日、大学生部隊を動員し、フランス反戦思想の大御所アナトール・フランス及びロマン・ロラン（殊にそのクレランボーのダイジェスト）を主としたる反戦思想の書たる『永遠の子供』と、軍国主義を生理学的・生物学的に、徹底的に粉砕する思想をもりたる『心臓を入れ替える法』の二冊を秘密出版し、東京市内の数十か所の郵便局より全国学徒、青年に発送す。 同年十一月末、ツイニ意を決し、ソ連をして日米の仲裁をせしむべく出発。関釜連絡を密航者として横断し、ハルピンに着く。浜江省の次長田村敏雄を宿に呼び出し、同氏に旅行免状を作成せしめ、単身馬にて十二月のソ満国境を突破せんとす。時に内務省より反戦論者桜沢如一逮捕令の入電を持ちて、浜江省警視長官、田村敏雄に迫る。一方、同市の特務機関長土井将軍の命により即刻銃殺すべく、憲兵隊桜沢如一を追及す。田村敏雄とニュー・ハルピン・ホテル所有者近藤繁司両氏の好意により危機を脱出し、一旦帰国、妙高温泉にかくれ、新計画を作成し、出発せんとす。	7月、学童の集団疎開始まる。10月、レイテ沖海戦で日本の連合艦隊壊滅。11月、B29、東京を初空襲。

昭和二十年	1945	
		一月二十五日早暁、中村山警察隊の包囲をうけ、午前十時ツイニ逮捕され、新井署に送られ地下の暗室に放り込まれ、三か月間零下十余度の暗室にて緩慢なる殺人法を試みられ、極度の衰弱に陥入り危篤に瀕す。三月末、同署員の肩にかつがれ突如新潟署に移され、残酷なる連続無傷拷問を受け、空襲の都度一般留置者は釈放を許されるに拘わらず、只一人手錠をはめられ地下室に放置さる。 同年一月二十五日以降、取り調べを受けず突如六月末、人権じゅうりんの訴訟を起こさざる事と、外出せざる事を条件として釈放さる。 同年七月初め、帰宅後飯村穣が帝都防衛最高司令官に任命せられしを知るや、クーデターの計画を作成し、急ぎ上京途中、諏訪市長藤森清一郎（鈴木貫太郎顧問）を訪ね、秘密計画を打ち明け、甲府に下車、万屋旅館に休息し、北巨摩日野春村の無双原理講究所幹部と連絡、甲府刑務所に収容されたる秘書森山シマを救出せん為、弁護士、同志らと相談中、甲府署刑事及び巡査十数名の一団により逮捕され、甲府署に留置され、翌朝南アルプス山中長坂署に移さる。（同日、甲府全滅） 同年年九月、マックアーサーの命により釈放さる。 同年同月、『特高を廃絶せよ』の一文を、マックアーサー元帥に送る。数日ならずして特高壊滅さる。第二（神道廃絶令）以下、第五まで送る。 同年十月、『ナゼ日本は敗れたか』を出版 同年十二月、身体の衰弱やや軽快するや、東京芝区三田小山町五小林類蔵方に真生活協同組合を起こし、全国同志に呼びかく。
		8月6日、広島に原爆投下。 8月9日、長崎に原爆投下。 8月15日、終戦、玉音放送。

昭和二十一年	1946	一月より東京前記、真生活協同組合にて、民主主義長期連続講座を開く。同年八月、『民主主義講座』を山梨県日野春村にて開催す。同年四月、大倉山精神文化科学研究所を借り受け、横浜勤労大学を創立し、アルバイト学生を収容す。	4月、戦後初の総選挙、婦人に参政権。5月、東京裁判開廷。11月、日本国憲法公布。
昭和二十二年	1947	米国の世界連邦建設運動UWFに加盟、その平和思想、民主主義普及を始む。	5月3日、日本国憲法施行。12月、改正民法公布、家父長制廃止。
昭和二十三年	1948	一月、京都、大阪、名古屋に於いても世界政府大講演会を開き、各都市に於いてラジオ放送をなす。同年四月、『世界政府（新聞）』を創刊、今日に至る。	1月、ガンジー暗殺される。5月、美空ひばりデビュー。7月、12年ぶりに第14回ロンドンオリンピック
昭和二十四年	1949	八月、ニューヨーク、世界政府連盟副総裁ノーマン・カズンズ氏来朝、一週間滞在、種々将来の計画を練る。同年十一月、学生久司道夫（二十三歳）を独力渡米せしむ。目下、米国世界政府運動総裁（アラン・クランストン博士）室にて、平和建設のため奮闘中。	6月、日本国有鉄道・日本専売公社が発足。11月、湯川秀樹、日本初のノーベル物理学賞。
昭和二十五年	1950	五月、米国女流著作家ミス・フロランス・ラフォンテーヌ・ランダル、シンシナチ放送局より、小生の思想と事業の紹介を放送し、その後引き続き、講演と放送と著作により全米に小生の思想を宣伝中。同年九月、第二学生代表、篠原孝宥を渡米せしむ。	6月、朝鮮戦争勃発。

あとがき

巻1では主として戦前の国内における食養普及運動について、巻2では戦後の桜沢が自らの世界観（=無双原理）を前面に打ち出しての、広く世界を視野に入れた活動状況について追跡、述べてきました。

とくに戦後、桜沢のこれまで四十年間の集大成とも言うべき様ざまな著作、講演、セミナーを通し後継者たちへの期待を込め、コトバを残して、いよいよ世界へ向かって最大の挑戦、真の人間革命宣布の旅を決意した彼が、まずは精神文明の最高峰の地インドへと旅立って行った処までを、述べて来ました。

当時、（インド行、出発直前）桜沢が綴った「新アリ・ババ王子の冒険」——脳波をさえぎるモノ——という短い書き物の中には、次のようなコトバがありました。世紀の革命家としての意気、面目躍如たるものがあります。それを紹介して、巻2の「むすび」といたします。

「私は四十年前、はじめてのヨーロッパへの処女航海以来、度々訪ねる中にこの西洋文明と言うモノに対する人一倍、十倍強烈だった熱病、恋患いが追々さめてきた。私はいつの間にかセマイ家をぬけ出して大自然、大宇宙全体と一体になっている自分を見出してホッと息をついている。今こそ十数回目に、十七年ぶりに海の彼方の西の国々をもう一度訪ね様として出発するが、こんどはアチラノ人々にあの厚いあつい コンクリートの塀をブチこわし、広いひろい無限の自由の世界へ出てもらうコトがネライなのである。

しかし、あの厚いあつい塀をはたして粉々に破るコトが、私に出来るだろうか？　ハナハダおぼつかない。しかし、塀の中にもエマーソン、ホイットマン、ソロキン、ハーバード・リード、ヴォルテール、アナトール・フランス、ブレスブルゲルの様な少しばかりだが、この広いひろい宇宙（無限の自由、永遠の平和、絶対の正義そのモノ）を想像する人がいるから、カレラと内外呼応してやれば、イカニ厚い塀も粉砕できるだろう。その連絡に成功しさえすれば、そのコミュニケーション、コトバを自由に駆使するコトさえ出来れば……。

カレラだって感覚はもっている。冷暖自知である。とすれば大脳ももっているし、大宇宙との連絡も細いほそい糸の様ではあるが、タシカニあるにちがいない。カスカナカスカナ脳波、を唯一の武器として私は、あのアラビアのアリ・ババ王子の様に単身で『開けゴマ』の魔法の呪文をもって厚いあつい塀を開こう……。

最高の判断力とは神のことであり、最下の判断力が悪魔である。私はアリ・ババ王子に扮して、これからインド〜パキスタン〜アラビヤ〜アフリカの舞台に登場する。私の魔法の呪文『宇宙の秩序――▽△!』がハタして西方の人々の判断力を、第一、第二、第三……と次々に、見事に爆破するコトに成功するだろうか? 自分ながら私は手に汗をにぎって幕の上がるのをまっている……。

(近日上映――乞御期待　桜沢)」(一九五三年十一月「コンパ」No.79号より引用)

二〇二〇年二月十五日　記

斎藤　武次

著者紹介　斎藤　武次（さいとう・たけじ）

1935年、埼玉県生まれ。さいたま市在住。

高校３年の時、『永遠の少年』を読み、食養の世界観、無双原理の面白さに夢中となる。19歳の夏家出を決行、桜沢主宰「メゾン・イグノラムス」へ入所。食品と書籍の販売を経験した後、平和運動「世界政府」新聞の編集に携わる。

1959年、関東短大英文科（教職課程）卒業。半年間教鞭をとり、翌年自動車業界に転身。９年間新車デーラーに勤務後独立、中古車販売店を開業。

現在は永年の夢、私設「モニコド文庫」としてマクロビオティック関連本の収集と整理、執筆活動に専念。日本ＣＩ協会の「桜沢如一資料室」の設立にも参加、活動継続中。自宅での料理教室は毎月１回開催、リマ・クッキングスクール師範科修了の斎藤美千子が担当。

著書：手作り本『知らなかった国よ』を出版（2015年に文芸社の文庫本に）『愛に盲いて　一青春の日の自画像』（文芸社刊）。他、あうん社の「手のひらの宇宙BOOKｓシリーズ」５冊の共著本に執筆。

お問い合わせ：モニコド文庫　saito@monikodo.com

手のひらの宇宙ＢＯＯＫｓ®第24号

マクロビオティックの世界観 <巻2>

発行日　2020年4月8日　初版１刷

著　　　者　斎藤　武次
編集発行人　平野　智照
発　行　所　㈲あうん社
〒669-4124 丹波市春日町野上野２１
TEL/FAX(0795)70－3232
URL http://ahumsha.com
Email:ahum@peace.ocn.ne.jp

製作 ● ㈱丹波新聞社
印刷・製本所 ● ㈱遊文舎

＊落丁本・乱丁本はお取替えいたします。

ISBN978-4-908115-22-6　C0095
＊定価はカバーに表示しています。